中药 食疗养生经

养生

主　编	覃骊兰	蓝毓营
副主编	赵媛媛	孙　健
编　委	谢沛桃	卢　健
	覃甘梅	付　晓
	唐周一豆	张倍齐
	周　楠	史诚智

全国百佳图书出版单位

中国中医药出版社

·北京·

图书在版编目（CIP）数据

中药食疗养生经 / 覃骊兰，蓝毓营主编 . —北京：中国中医药出版社，
2023.5
ISBN 978 – 7 – 5132 – 6746 – 5

Ⅰ . ①中… Ⅱ . ①覃… ②蓝… Ⅲ . ①食物疗法 ②食物养生
Ⅳ . ① R247.1

中国版本图书馆 CIP 数据核字（2021）第 014727 号

融合出版说明

本书为融合出版物，微信扫描右侧二维码，关注"悦医家
中医书院"微信公众号，即可访问相关数字化资源和服务。

中国中医药出版社出版

北京经济技术开发区科创十三街 31 号院二区 8 号楼
邮政编码 100176
传真 010-64405721
廊坊市祥丰印刷有限公司印刷
各地新华书店经销

开本 710×1000 1/16 印张 12.5 字数 201 千字
2023 年 5 月第 1 版 2023 年 5 月第 1 次印刷
书号 ISBN 978 – 7 – 5132 – 6746 – 5

定价 58.00 元
网址 www.cptcm.com

服务热线 010–64405510
购书热线 010–89535836
维权打假 010–64405753

微信服务号 zgzyycbs
微商城网址 https://kdt.im/LIdUGr
官方微博 http://e.weibo.com/cptcm
天猫旗舰店网址 https://zgzyycbs.tmall.com

如有印装质量问题请与本社出版部联系（010-64405510）

内容简介

本书介绍了 82 种药食两用中药的功效主治、应用特色及食疗妙方，是一部老百姓完全能读懂、专业人士亦可参考的中药医疗保健科普书。

前　言

　　当今社会，人们越来越注意饮食养生与健康问题，特别是一些有治疗作用的药食两用佳品更受到大众的青睐。但由于普通老百姓缺乏中医药的理论知识，不知道在疾病发生时，如何选择相应的食物来养生与调理，有时候会用错食材，导致疾病的加重与恶化。因此，如何改变生活方式，加强日常生活的食疗养生与保健是维持人类健康一个亟待解决的问题。日常生活中如何用好中药、用对中药，是保证身体健康的关键。目前药食两用的中药大概有110种（国家卫生健康委员会最新公布的中药食药两用名单），也说明国家从政策层面承认了食用中药的合法地位。

　　《中药食疗养生经》介绍了82种药食两用中药的功效主治、应用特色及食疗妙方，以通俗易懂的标题对每一味中药进行总结概括，方便记忆。本书篇幅虽然短小，但内容翔实，文字通俗易懂，集科学性、先进性、实用性、趣味性、通俗性于一身，是一部老百姓完全能读懂、专业人士亦可参考的中药医疗保健科普书。①科学性：从中医药的理论与应用全方位介绍相关知识。②先进性：反映中药应用的最新进展，是中医药专家多年科研与临床经验的最新总结。③实用性：介绍的中药应用理论和防治技巧便于读者理解相关知识和自我操作使用，受众面广。④趣味性：以生动活泼的语言描述，使读者爱读、爱看。⑤通俗性：以通俗易懂的语言描述，让读者易懂、易记。

本书的出版对于指导大众认识常见药食两用中药、应用中药进行日常养生与保健、有效防治常见病及病后调养等具有重要指导意义。

编者
2022 年 8 月

本书为"广西重点研发项目：壮医药养生养老关键技术研究与示范（桂科 AB17195017）、国家重点研发计划：民族医药发掘整理与学术传承研究（2017YFC1703903）"成果。

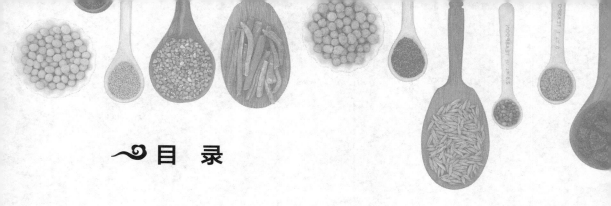

目 录

什么是中药食疗 / 001

为什么要中药食疗 / 007

如何进行中药食疗 / 011

82 味中药食疗小妙招 / 017

微信扫描二维码
获取本书数字资源
- 高清中药图谱
- 药膳教学视频
- 中医进阶课程
- 悦读·养生圈

解表类

紫苏——胃肠型感冒的最佳调味品 / 018

生姜——家有生姜，小病不慌 / 020

白芷——感冒前额痛，最宜找白芷 / 022

菊花——明目又降压，神奇美丽花 / 023

薄荷——给头脑一片清凉 / 025

葛根——口渴颈僵硬，就找葛根除 / 027

淡豆豉——解表又除烦，助你好睡眠 / 029

清热类

鱼腥草——善治咳嗽吐脓的凉拌菜 / 032

芦根——利尿又生津，帮助清胃火 / 034

淡竹叶——小便黄怎么办，淡竹叶来帮忙 / 036

胖大海——常服胖大海，声音更美妙 / 038

栀子——全身都有火，栀子可消除 / 039

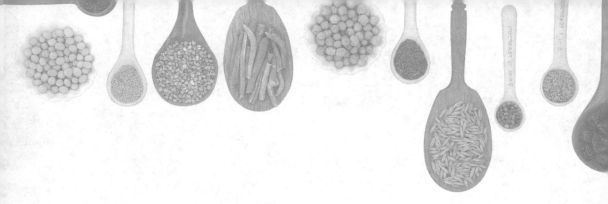

决明子——清肝又明目，头枕利睡眠 / 041

马齿苋——酸酸好味道，治痢之良药 / 043

金银花——清热解毒最擅长，还能凉血止痢疾 / 045

荷叶——降降三高解解脂，清凉解暑效最佳 / 047

菊苣——降尿酸之宝 / 049

泻下类

火麻仁——生在南国长寿乡，老人便秘效果佳 / 051

祛风湿类

木瓜——酸酸甜甜很好吃，通络和胃功效佳 / 054

乌梢蛇——最擅舒筋络，关节僵硬就选它 / 055

化湿类

砂仁——最是温和能理气，除湿止泻要靠它 / 058

藿香——暑湿感冒效最佳，呕吐泄泻都找它 / 060

利水渗湿类

茯苓——利水渗湿又健脾，水肿痰饮都找它 / 063

薏苡仁——体内有湿，必用薏米 / 065

赤小豆——常服赤小豆，祛湿又利尿 / 067

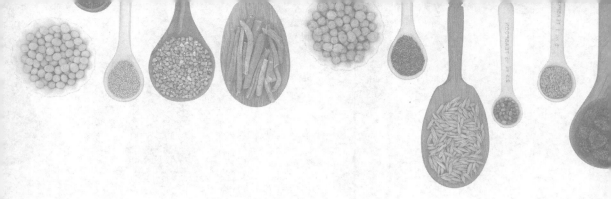

温里类

肉桂——专治上热下寒，擅长引火归原 / **070**

丁香——温中止呕缓胃痛，降气止呃能力佳 / **072**

花椒——麻辣口味，最能祛胃寒 / **074**

胡椒——健胃止痛最佳调味品 / **075**

高良姜——最擅温胃又散寒，胃中冷痛要选它 / **077**

干姜——温胃补阳又化饮，肺寒腹冷皆可用 / **079**

八角——腹中冷又痛，八角可帮忙 / **080**

理气类

佛手——形如佛之手，理气之珍品 / **083**

玫瑰花——理气并活血，常服气血通 / **085**

薤白——胸痹心痛，必用薤白 / **087**

刀豆——形似肾，也补肾 / **089**

消食类

山楂——消食又健胃，还能行气血 / **091**

麦芽——淀粉类食物的最佳消食品 / **093**

莱菔子——行气消胀首选 / **095**

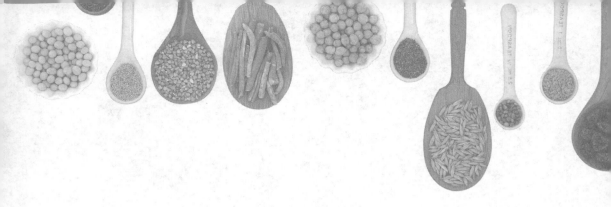

止血类

小蓟——尿中有血，必用小蓟 / 098

槐花——大便有血，必用槐花 / 100

白茅根——凉血又利尿，尿中有血不可少 / 102

槐米——清肝降压的花蕾 / 103

活血化瘀类

桃仁——活血化瘀又润肠，癥瘕痞块能消除 / 106

化痰止咳类

昆布——专攻软坚散结消痰，善治瘿瘤瘰疬痰核 / 108

杏仁——只要咳嗽，必用杏仁 / 110

紫苏子——降气消痰润肠，咳逆上气必选 / 112

白果——色白如玉治久咳，养生延年效果佳 / 114

罗汉果——治声音嘶哑，清音还润肠 / 116

黄芥子——治痰止痛见奇效 / 118

安神类

酸枣仁——睡前服一剂，安神好睡眠 / 120

灵芝——安神美容，提高免疫的灵药 / 122

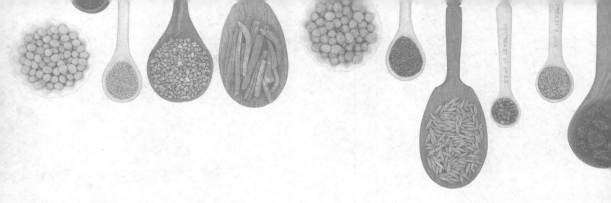

平肝息风类

天麻——上止头晕目眩，旁通肢麻抽搐 / 124

补虚类

人参——体虚大补的首选 / 127

党参——小补炖汤，党参最宜 / 129

西洋参——含片西洋参，补气又清凉 / 131

黄芪——要想提气，必用黄芪 / 133

山药——吃点山药根补补气，喝点山药汁补补阴 / 136

甘草——甘甜补气，调和诸药必用 / 138

大枣—— 一枚大枣，让你气色更好 / 140

白扁豆——专攻健脾，夏天祛湿 / 142

当归——妇人虚且瘀，必用当归 / 144

阿胶——补血又止血，女人常服滋补佳 / 146

龙眼肉——小小龙眼肉，好吃补心又安神 / 148

玉竹——治口渴津伤、降糖美颜的佳品 / 150

黄精——气阴双补，口渴常用 / 152

百合——鳞茎像朵花，润肺止咳效果佳 / 155

枸杞子——养生补血，益寿延年 / 156

桑椹——来杯桑椹汁，补肾养颜效果佳 / 159

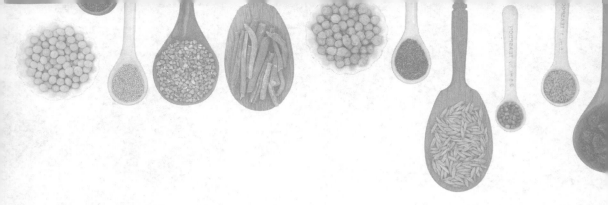

黑芝麻——常吃黑芝麻，拥有亮丽乌发 / 161

芡实——既补脾止泻，又益肾固精 / 163

山茱萸——腰酸腿软体质虚，快快来食山茱萸 / 165

杜仲叶——"轻身耐老"之上品 / 167

松花粉——抗衰老的美味 / 168

白扁豆花——健脾化湿效果佳 / 169

铁皮石斛——千古仙草，养生有奇效 / 171

沙棘——沙棘味美，健脾功强 / 173

收涩类

乌梅——人食乌梅可止渴，蛔得乌梅则伏诛 / 175

肉豆蔻——芳香温燥，行气止泻 / 177

覆盆子——气香质润，收涩力强 / 179

莲子——莲子清心，失眠可选 / 182

益智仁——梦中流涎，益智能收 / 185

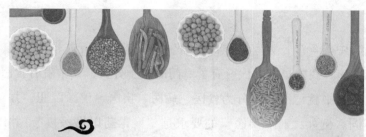

什么是中药食疗

凡欲治病，先以食疗，既食疗不愈，
后乃用药尔。

——唐·孙思邈《备急千金要方·食治》

　　提起中药食疗，大家可能都不陌生。中药食疗历史非常悠久，古时候简称食治、食疗。我国早在周代就有了专门的医学分科，其中就有食医的分职。《周礼·天官》中就记载了医分为食医、病医、疾医、兽医四职，并对其各自职责要求不同。例如：对"疾医"的要求是"聚毒药以供医事"，并以"五味、五谷、五药养其病"；对"食医"的要求是"中士二人，掌和王之六食、六饮、六膳、百馐、百酱、八珍之剂"。这些记载充分体现了"食为医用"的目的。由此可见我国的食疗历史源远流长。

　　那么，什么是中药食疗呢？简单地说，中药食疗就是中国传统的中医药学知识与烹调经验相结合的产物，即"寓医于食"。中药食疗既将药物作为食物，又将食物赋以药用，既具有营养价值，又有防病治病、保健强身、延年益寿的功效。

　　在原始社会，人类的祖先为了生存的需要，不得不在自然界到处寻觅可以食用的食物，在此过程中就发现了某些动物及植物的野果、种子、根茎等，这些不仅可以作为食物来充饥，而且具有某种治疗和预防疾病的药用价值，所以就有了药物、食物和毒物的区分。在现存的先秦文献中，记载药物较多的主要有《周礼》《诗经》《山海经》等著作。

　　最早讨论食疗的专著见于汉代，在《汉书·艺文志》中便记载了"《神农黄帝食禁》七卷"与"《神农》二十篇"两种文献，可惜原书已佚，但日本医家丹波康赖在其著作《医心方》中有十一处引用了"七卷食经"，其按语所引两处，又直引"七卷经"（"七卷食经"简称）凡五十二处。由此我们可以知道"《神农黄帝食禁》七卷"的内容，是专门论述食性、食宜、食禁、食疗的。

　　早在甲骨文与篆文中就已经有了"食"字与"疗"字，而将"食"与"疗"

二字连起来使用，形成"食疗"这一词，则是唐代的事情。唐代医家孙思邈在其著作《备急千金要方》中专列《食治》篇，书中记载："夫为医者，当须先洞晓病源，知其所犯，以食治之，食疗不愈，然后命药。"由此可见饮食及其调摄作用对于人类生存的重要性。书中还记载了多种食用动物脏器治疗疾病的案例，如用动物甲状腺（鹿靥、羊靥）治疗缺碘性甲状腺肿，以动物的肝（羊肝、牛肝）治疗夜盲症等。这证明了在一千多年前，我国不但出现了食疗其名，而且在具体应用方面有很高的水平。

食疗一词出现之前，在我国的古代典籍中，就已出现了有关论述和应用食疗的记载。《周礼》中记载了食医。食医主要掌握调配周天子的"六食""六饮""六膳""百馐""百酱"的滋味，体现了比较成熟的食疗原则。这表明，我国早在西周时期就有了丰富的食疗知识，并出现了从事食疗制作和应用的专职人员。

及至《黄帝内经》成书，对食疗则有更详尽的论述。《黄帝内经》中共有13首方剂，其中有8首属于药食并用的方。书中还同时列出与五脏各自有关的食疗食谱，把食物多种多样的特性和作用加以概括，建立了食物的性能概念，并在此基础上初步建立了中药食疗理论。

秦汉时期，食疗进一步发展。汉代以前虽有较丰富的食疗知识，但不够系统。东汉末年成书的《神农本草经》载药365种，其中大枣、人参、枸杞子、五味子、地黄、薏苡仁、茯苓、沙参等，都是具有药性的食物，常作为食疗的原料。汉代医圣张仲景的《伤寒杂病论》在治疗上除了用药外，还采用了大量的饮食调养方法来配合。在食疗方面，张仲景不仅发展了《黄帝内经》的理论，突出了饮食的调养及预防作用，开创了药物与食物相结合治疗危急重症的先例，而且还记载了食疗的禁忌及需要注意的饮食卫生等问题，为我国的食疗学理论奠定了基础。诸如当归生姜羊肉汤、竹叶石膏汤、甘麦大枣汤等，均属食疗方剂。由此可见，在东汉时期，饮食疗法已广泛应用于临床。

晋唐时期是中药食疗学的形成阶段，这时的食疗理论有了长足的发展和完善，出现了一些专门著述。最早讨论食疗的专书，当推《神农黄帝食禁》七卷，可惜已佚。而这段时间，饮食疗法的专著层出不穷，仅《隋书·经籍志》中收载的书名就有40余种，如南齐冠军将军刘休所撰《食方》，崔禹锡所撰《崔氏食经》（另一说为"崔浩注"），以及《太官食经》《膳馐养疗》等，可惜亦全部亡佚，仅有片段资料可从日本医家丹波康赖所撰的《医心方》中找到。

唐代名医孙思邈在其《备急千金要方》中专设《食治》篇，堪称现存最早的有关饮食疗法的专论。至此，食疗已开始成为专门学科。孙思邈的弟子孟诜与他的学生张鼎在《必效方》《补养方》的基础上进行编著而成《食疗本草》，共收集本草食物241种，详细记载了食物的性味，保健功效，过食、偏食后的副作用，以及其独特的加工、烹调方法。这是我国第一部集食物、中药为一体的食疗学专著，书中还特别收载了较多动物脏器的食疗方法和藻菌类食品的医疗应用。

宋元时期，食疗得到全面发展。宋代官方修订的《太平圣惠方》专设"食治门"，记载药膳方剂160首，可以治疗28种病症，且药膳以粥、羹、饼、茶等剂型出现。《圣济总录》系征集当代民间及医家所献方，并结合"内府"所藏的秘方汇编而成，其中收药粥113方，且分门别类进行了详细的介绍，如苁蓉羊肾粥治疗虚劳、商陆粥治疗水肿、生姜粥治疗反胃呕吐等。宋代的陈直在其所著《养老奉亲书》中分别从饮食调治、四时摄养、戒忌保护、食治老人疾方等十几个方面做了精辟而详尽的论述，尤其是对老年人患病采取饮食疗法独具匠心。

宋代以后，元代的统治者也十分重视医药理论，提倡蒙医、汉医的进一步结合，并吸收外域医学成果。由饮膳太医忽思慧所编著的《饮膳正要》对后世影响最大。这是一部研究营养学的佳作，标志着我国食疗学的初步形成。其收载食物203种，除了谈到对疾病的治疗外，还首次从营养学的角度出发，强调了正常人体应加强饮食营养的摄取，用以预防疾病，并详细记载了饮食卫生、服用药食的禁忌及食物中毒的表现。该书融食、养、医于一炉，将饮食、养生与医疗紧密联系在一起。

明清时期，中医食疗药膳学更加完善，几乎所有关于药膳的著作都注意到了本草与食疗学的关系，对于中药食疗的烹调和制作也达到了极高的水平，且大多符合营养学的要求。明代仅书名为"食物本草"的著作就有多种，药学巨著《本草纲目》也为中医食疗提供了丰富的资料，仅谷、菜、果三部就收载300多种，其中专门列有饮食禁忌、服药食忌等。朱橚的《救荒本草》记载了可供荒年救饥食用的植物414种，并将其详细绘图，讲述其产地、名称、性味及烹调方法。

到了清代，由于官方重视，食疗不但方法增多，而且更加注重口感，讲究营养价值及烹调技术，因此，有关食疗养生的著作颇多。曹庭栋结合前人和自己的经验，编撰的《老老恒言》一书中举例老人养生治病的药粥达100种。其对药粥的研究颇有独到之处，对各种米谷的性质、水的选择、煎煮火候、服食的宜忌等，提出了自己的看法。至此，中医食疗已完成了按照中药方剂配伍的君、臣、佐、使，四气五味，升降浮沉，归经补泻及辨证择食的历程。

民国时期的名医张锡纯亦十分重视食疗，在其所著《医学衷中参西录》中，共记载食疗方13首，且剂型多样，有粥剂、饼剂、饮剂、膏剂等。代表方有薯蓣粥、益脾饼、黄芪膏等。

由此可见，中药食疗自古至今广为传播。中药与食物相配，就能做到药借食味，食助药性，变"良药苦口"为"良药可口"。

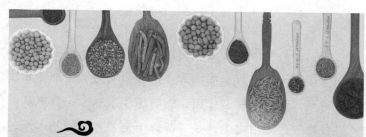

为什么要中药食疗

夫为医者，当须先洞晓病源，知其
所犯，以食治之。食疗不愈，然后命药。

——唐·孙思邈《备急千金要方·食治》

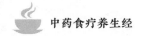

食物与药物都具有保健和治病的作用，但是治病以哪一个为主呢？唐代名医孙思邈在《备急千金要方》中认为无论健康与患病，都要靠饮食生存。"食"不只是安身之本，还兼有保健作用，能防患于未然。一旦患病，药治远不及食治平稳。将食疗放在药治之上，是《备急千金要方》的基本原理，也是中药食疗的目的。

食疗的作用和药物治疗基本一致，主要体现在扶正与祛邪两方面。

一、预防作用

广义地说，所有关于饮食的保健措施都是以预防疾病、延年益寿为目的的。食疗对人体的滋养作用，本身就是一项重要的保健预防措施。合理安排饮食可保证机体的营养，使五脏功能旺盛、气血充实，恰如《黄帝内经》所言："正气存内，邪不可干。"

除了从整体观出发的饮食全面调理和有针对性地加强某些营养食物预防疾病之外，中医学还发挥某些食物的特异性作用，可以直接用于某些疾病的预防。

二、滋养作用

食疗的滋养是人体赖以生存的基础。中医学认识饮食对人体的滋养作用是从整体观出发的。中医学认为，不同的食物可以分别入某脏某经，从而滋养脏腑、经脉、气血，乃至四肢、骨骼、皮毛等。饮食进入人体，通过胃的吸收、脾的运化，然后输布全身，成为水谷精微，而滋养人体。这种后天的水谷精微和先天的真气结合，形成人体的正气，从而维护正常的生命活动和抗御邪气。所以，扁鹊曾经说："安身之本，必资于食。不知食宜者，不足以存生。"

三、延缓衰老作用

中医学认为，生、长、壮、老、死，是人类生命的自然规律。生命最终的衰亡是不可避免的。但是，如注重养生保健，及时消除病因，使机体功能协调，可延缓衰老，"延年益寿"还是有可能的。

食疗养生抗衰防老所确立的治则治法中，也多从补益肺、脾、肾方面入手。对历代保健医疗食谱中所含食物成分进行统计，发现其功效也以调补肺、脾、肾三方面为多；食补、食疗方中以抗衰老为主要功效，出现概率较高。

四、治疗作用

食物与药物都有治疗疾病的作用，但是食物每天都要吃，较之药物，与人们的关系更为密切。所以，历代医家主张"药疗"不如"食疗"。古代医者如此想，也是如此做的。在治疗过程中，确实先以食疗，后以药疗，只有食疗不能取效时，才以药疗。古时人们称能用食物治病的医生为"上工"。

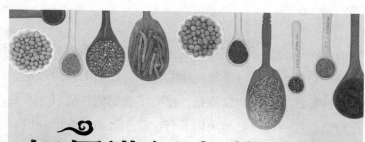

如何进行中药食疗

药以祛之，食以随之。

——《黄帝内经》

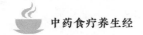

食物的性能理论是前人在长期的生活与临床实践中对食物的保健和医疗作用的应用经验总结。连同对药物应用的认识，逐渐上升为理论。古代医家把食物多种多样的特性和作用加以概括，建立了食物的性能概念，并在此基础上建立了食疗理论。这一理论是与阴阳五行、脏腑经络、病因病机、治则治法等中医基础理论紧密地结合在一起的。

人们常说"药食同源"，"源"在哪里？中医学认为，任何一种药物或食物，都具有一定的气味，也即"四气五味"。它决定着某一种药物或者某一种食物的性能与功效。药物和食物都要依据四气五味理论分析它们的性能与功效。

《黄帝内经》有这样一段话："五谷为养，五果为助，五畜为益，五菜为充，气味合而服之，以补益精气。"意思是说，日常饮食，通过粮食、果品、动物肉食、蔬菜的滋养，同时要"气""味"合和之后再来食用。如此，才能补益人体的精气，达到维护生命健康、延年益寿的养生目的。因此，日常饮食不仅要注意食物的种类齐全和比例恰当，更要注意食物寒、热、温、凉"四气"与酸、苦、甘、辛、咸"五味"的平衡。

食物"气"或"性"与中药"四气"或"四性"是一致的，古人按寒、凉、（平）温、热基本上把食物分为四大类性质。

四气：指药物或饮食物所具有的寒、热、温、凉四种性质。如果寒、热、温、凉都表现不明显，就叫作平性。平，即平和之意。许多食物，尤其是谷物类食物，大多是平性的。一些性质平和的食物或药物，比较适宜长期食用。

食物的"味"，即是指食物的主要味道，仍概括为"五味"。五味指药物或食物所具有的酸、苦、甘、辛、咸五种味道。还有淡、涩、滑等比较特殊的味道，由于这类味道的食物或药物都比较少见，通常就用"五味"来概括所有的味道。

食物的"归经"也是食物性能的一个主要方面。归经显示某种食物对人体某些脏腑、经络、部位等的突出作用，表明食物的重点选择性。中医学认为，食物的归经与"味"有一定的联系。

一、食疗的原则

三因制宜，是指因人、因地、因时制宜，是中医治则理论的重要内容之一，也是中药食疗要遵循的重要原则和方法。

1. 因人制宜

食疗的应用，十分重视人的体质因素，强调要根据人的体质差异，因人制宜地辨证施食。如阳热体质，适宜寒凉类的食物，对燥热助火类食物，应当慎食或禁食；阴寒体质，适宜温热类的食物，对生冷寒凉类的食物，亦应慎食或禁食等。此外，还应结合性别、年龄等个体差异，灵活组方施食。

2. 因地制宜

我国幅员辽阔，不同地区的地理位置、气候、温度、湿度，以及人的体质、生活习性都存在较大的差异。因此，食疗的调配，也应因地制宜，灵活应用。一般而言，西北地区地势高而多寒冷，宜温热之食；东南地区地势低而多湿热，宜寒凉之食；西北之人，多嗜羊肉；闽粤沿海之人，喜饮凉茶。

3. 因时制宜

天人合一，一年四季和二十四节气的气候变化，都对人体产生一定的影响。食疗的应用，也要顺应四时，合理调配选用。如"冬令进补"就是依据气候特点与人的生理特性而形成的食疗应用方法。

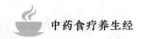

二、食疗的方法

1. 辨证施食

辨证施食是指配制食疗方时，首先应熟知各种食物的性味特点，区分食性，选择与疾病及体质相宜的食品或药物结合。食物的性能各有差异，两种以上食物搭配时，有的相互协同，适宜配合；有的则相互克制，不宜合用。如当归生姜羊肉汤中，羊肉与生姜同为温性相助，能协同起到温补的作用；而蟹与柿子、蟹与苋菜等，古代食疗著作中就记载不宜同服。这些食物食性的宜忌，也是选择食物时应予以注意的。

2. 整体调节

注重整体调节，强调扶正与祛邪相结合，以维持或恢复机体阴阳的平衡，从而达到治与养的双重功效，也是中药食疗的原则之一。

食疗充分利用中药的性能功效，与食物的营养性及其兼具的性能功效有机结合，进行烹饪制作，并按照中国人的饮食习惯服食，既能补充机体营养，又兼防病治病与养生作用，是一种独具中国特色的疗养方法。

3. 讲究口味

中药食疗继承了中国烹饪讲究色、香、味、形的特色，调配时十分重视口味，多以甘味中药配制。如必须选用其他性味的中药组方时，烹饪时也都会配用味佳的佐味调料，如糖、盐、姜、葱、味精等，以达到可口宜人、常食不厌的效果。

4. 科学烹制

食疗配制的选材，除了注重药食间的相须、相使的配伍关系外，还多选甘甜味美的药物，并且常配伍使用适宜的调味品，来改善和纠正味道，使药膳美味可口，方便服食。选配的食品与药品，都应新鲜质佳，并应洗净备用。若药食性能有配伍禁忌或者食物禁忌，则不宜配用。优选药材、选食卫生，是食疗的前提条件。烹调制作，应将食物与药物有机配合，讲究科学烹调。一方面借助传统的烹调技术，又必须用中医药知识指导配伍；另一方面，在讲究食疗形、色、香、味的同时，必须与"药效"相适应，围绕"药效"来制作。例如，年老体衰、病后调理，多采用药粥的剂型，根据病种与体质情况选配补养类中药，和米煮粥，则易于消化吸收，达到食疗之效。

5. 全面膳食

所谓全面膳食，就是要求在饮食内容上尽可能做到多样化，讲究荤素食、主副食、正餐和零食等之间的合理搭配。

三、食疗的禁忌

遵守中药食疗原则有利于人体健康和疾病的防治。与此相反，若不遵守食疗原则就达不到这种目的，甚至对身体有害。中药食疗的禁忌主要包括四个方面。

1. 食不偏嗜

合理膳食首先要求饮食要多样化。中医学以五味代表各种食物及其特点，也认为各种食物的摄取不能有偏；如果长期偏食，就会影响正常生理状态甚至发病。合理膳食也要求膳食的粗细、荤素要搭配、协调。

2. 饮食有节

饮食有节是指每天进食宜定时、定量，不偏食、不挑食，主要有两层含义，一是指进食的量；二是指进食的时间。中药食疗作为一种特殊的膳食，其服用也应遵循定时定量的饮食规律，以发挥食疗的最佳效用。

3. 妊娠、产后饮食宜忌

妊娠、产后因孕育胎儿或哺乳等特殊生理情况，要选用适宜的饮食而避忌不适宜的饮食。总体来说，孕妇的饮食要从谷物粮食、动物性食物中获得足够的热量，饮食要多样化，并根据妊娠不同阶段拟定饮食。食量要根据产妇的胃口逐渐变化，饮食要容易消化。

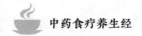

4. 病中饮食宜忌

早在《金匮要略》中就说："所食之味，有与病相宜，有与身为害，若得宜则益体，害则成疾。"这表明生病时对饮食应有所选择。由于疾病和证候的不同，饮食宜忌也不一样。例如：在疾病初愈，食欲刚好转时宜以糜粥调养，不可骤进日常饭菜或肉食之类厚味的饮食，以免难于消化，脾胃受累，甚至导致病难痊愈或疾病复发。

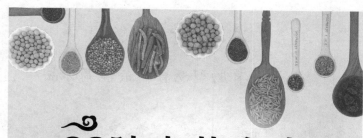

82味中药食疗

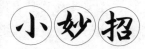

五谷为养，五果为助，五畜为益，
五菜为充，气味合而服之，以补精益气。

——《黄帝内经》

解表类

紫 苏
——胃肠型感冒的最佳调味品

　　季节交替时，身边常有人出现发热头痛、肢体困重、胸脘满闷、食欲不振甚至上吐下泻等症状，这就是中医学所说的外感风寒、内伤湿滞的表现。这种情况还常发生在炎热的夏季，在室外受到暑湿侵袭后，又受到室内空调的风寒侵袭，引起发热怕冷、头身疼痛、肠鸣腹痛、呕吐腹泻等一系列的胃肠型感冒症状。在这个时候，除了服用针对性的治疗药物，我们还可以在饮食上加以辅助。紫苏就是治疗胃肠型感冒的最佳调味品。

　　紫苏为唇形科植物紫苏的干燥叶（或带嫩枝），全国各地均有分布。

　　紫苏是一味味辛、性温的解表药，具有解表散寒、行气宽中的作用，对发热怕冷、鼻塞头痛、四肢酸痛、胸腹胀满、恶心呕吐等具有外感风寒、内兼湿滞症状的患者尤为适宜。作为一味气味浓郁的调味品，紫苏可以使菜肴添香，行气开胃。

用法用量： 紫苏可用于炒菜、煲汤等，或代茶饮，建议用量 3～10g。

注意事项： 阴虚火旺者不宜使用。

食-疗-妙-方

❶ 紫苏叶粥

材料：紫苏 20g，大米 100g。

制法：将紫苏择净，放入锅中，加清水适量，浸泡 5～10 分钟后，水煎取汁，加大米煮为稀粥；或将鲜紫苏洗净、切细，待粥熟时调入粥中，再煮一二沸即成。

适应证与原理：紫苏味辛、性温，入肺、脾经，可起到解表散寒、行气和胃的作用，治疗肺系外感疾病和脾胃不适。紫苏加入大米熬成米粥，便于食用，易于消化吸收，可治疗外感风寒、内伤湿滞所致的胃肠型感冒，症见恶寒发热、头身疼痛、鼻塞无汗、脘腹胀满、恶心呕吐等。

❷ 紫苏叶拌黄瓜

材料：黄瓜 250g，鲜紫苏 50g，盐、味精、香油、白醋、白糖等适量。

制法：将紫苏洗净、切碎，黄瓜洗净、去皮，切成丝，撒上盐、味精、白醋和适量白糖拌匀，再把切好的紫苏撒在黄瓜丝上，淋上香油即可。

适应证与原理：紫苏归脾经，气味芳香，可以行气和胃；黄瓜性味甘寒，味道鲜脆爽口；香油气味芳香浓郁，亦可增加食欲，尤其适合夏季暑湿天气所致的脾胃湿滞，食欲不振。

❸ 紫苏生姜大枣汤

材料：鲜紫苏 10g，生姜 3 块，大枣 15g。

制法：先将大枣放在清水中洗净，去掉枣核，再将姜切成片；将鲜紫苏切成丝，与姜片、大枣一起放入盛有温水的砂锅里煮沸，改用文火炖 30 分钟，然后将紫苏、姜片捞出来，继续用文火煮 15 分钟即成。

适应证与原理：本品适用于消化不良，胃冷痛。紫苏性温，入脾经，具有温中散寒的功效，加上辛温的生姜和甘温的大枣调和营卫，使此汤具有暖胃散寒止痛、助消化的作用。

生姜

——家有生姜，小病不慌

在日常生活中，人们可能会时不时出现一些身体上的不适，比如因为温度变化受寒引发感冒，或者因为吃了不卫生的食物导致胃痛腹泻，又如晕车、晕船引发的恶心呕吐等。引起这些不适的原因就是中医学所说的脾胃虚寒或外感风寒。此类患者平素体质相对较差，抵抗力较弱。那么，针对这种情况，有没有什么食材可以进行调理呢？"冬吃萝卜夏吃姜，不用大夫开药方"。这句话对很多人来说是耳熟能详的。生姜不只是烹调食物不可缺少的一种调味料，也是养生保健的好帮手。家有生姜，小病不慌。

生姜，又名鲜生姜，为姜科植物姜的新鲜根茎，全国各地均产。

生姜是味辛、性温的解表药，具有解表散寒、温中止呕、化痰止咳、开胃、健脾、提神、助消化等多种功效。对中医辨证属于脾胃虚寒或外感风寒，常患风寒感冒，或自觉腹中冷痛的患者可以使用。

用法用量：可用于炒、煮、煎、炸、炖等，或代茶饮。建议用量3～10g。

注意事项：由于生姜性味辛温，易助火伤阴，故内有实热或阴虚火旺的患者需慎用。

食-疗-妙-方

❶ 生姜粥

材料：鲜生姜6g，大枣4枚，糯米100g。

制法：将生姜洗净切片，糯米淘洗干净，大枣洗净，三味同置锅中，加水煮成粥。

适应证与原理：本品适用于风寒感冒、脾胃虚寒。生姜辛温，入肺、脾、胃经，具有发散风寒、温胃止呕的作用，加入补中益气的大枣能更好地保护胃气，煮成米粥方便食用，易于消化，可有效治疗风寒感冒、脾胃虚寒。

❷ 生姜乌梅饮

材料：乌梅肉、生姜各 10g，红糖适量。

制法：将乌梅肉、生姜、红糖加水 200g 煎汤。

适应证与原理：本品适用于肝胃不和型呕吐，尤其适用于肝胃不和之妊娠呕吐。乌梅味酸涩，入肝经，能疏肝和胃、调理气机；生姜辛温，可和胃止呕，促进消化，增进食欲。二者一散一收，调节肝胃平衡。红糖性味甘温，益气补血、暖胃缓中。

❸ 当归生姜羊肉汤

材料：当归 15g，生姜 20g，羊肉 500g，盐、香菜适量。

制法：羊肉切块后，将羊肉、当归、生姜同时放入砂锅内，加入清水，大火煮沸，开锅后转文火炖 1 小时，然后加入适量盐，撒入香菜碎即成。

适应证与原理：本品可预防冻疮，适用于体质虚寒者。其组成来自《伤寒杂病论》，其中当归味甘辛、性温，可补血活血；生姜辛散温通、温阳散寒；羊肉补虚生血。本品养血活血、温阳散寒，可促进全身血液循环，防止外露部位冻伤，起到预防冻疮的作用。无冻疮的体质虚寒患者亦可食用。

❹ 陈皮生姜消食饮

材料：陈皮 5g，生姜 2 片，红糖适量。

制法：用沸水冲泡，代茶饮。

适应证与原理：本品适用于积食、食欲不振。生姜具有开胃健脾、促进消化、增进食欲的作用；而陈皮辛行温通，善于调理气机、健胃和中。对于很多

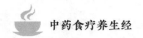

不思饮食还感觉腹部寒凉的患者，此款茶饮十分适合经常饮用。

白芷

——感冒前额痛，最宜找白芷

在日常生活中，一旦气温下降，人们感受风寒侵袭，常常会引发感冒。尤其风邪容易侵犯人体的上部，很多人就会出现前额痛的症状，这就是中医学所说的阳明头痛。此类患者通常出现前额和眉棱骨处疼痛、发热恶寒、鼻塞眼痒等症状。那么此时除了服用针对性的常规解热镇痛药物外，有没有什么方法可以从饮食上辅助调理呢？白芷就是很好的一味药材。感冒前额痛，最宜找白芷。

白芷，又名杭白芷，为伞形科植物白芷或杭白芷的干燥根，主产于浙江、四川等地。

白芷是一味味辛、性温的解表药，入肺、脾、胃三经，有散寒解表、祛风止痛、宣通鼻窍等功效。因此，对于中医辨证为外感风寒证，风邪客于阳明，有感冒头痛、眉棱骨痛、鼻塞牙痛等不适症状的患者可以使用。白芷在菜肴中加入，可起到解表通窍、行气止痛的作用。

用法用量：可用于煲汤、炖煮、泡酒等，建议用量 3 ～ 9g。

注意事项：因为白芷性味辛散温燥，阴虚血热（出现面红目赤、咽喉干痛、心烦、舌红少苔等表现）者应忌服。

食·疗·妙·方

❶ 川芎白芷炖鱼头

材料：鳙鱼（花鲢鱼）头 1 个，川芎 3 ～ 9g，白芷 6 ～ 9g，油、盐适量。

制法：将川芎、白芷用纱布包，与鱼头共煮，先武火煮沸，然后文火炖至鱼头熟透，调味即可。

适应证与原理：本品适用于风寒感冒头痛。鳙鱼能提供丰富的胶原蛋白，味甘、性温，具有健脾补气、温中暖胃的作用。鳙鱼肉质软嫩细腻，口感甚佳。白芷辛香温散，升浮透达，有解表散寒、祛风止痛的功效，尤善治疗阳明头痛，有效缓解前额痛。川芎辛温，能够活血行气、祛风止痛，长于治疗血虚头痛。三者相辅相成，治疗风寒感冒头痛。

❷ 疏肝止痛粥

材料：香附 9g，玫瑰花 3g，白芷 6g，粳米（或糯米）100g，冰糖适量。

制法：将香附、白芷一起入锅，加适量的清水煎煮后去渣取汁。将药汁和洗净的粳米一起入锅，加适量的清水熬粥，米熟后向锅中加入玫瑰花和适量冰糖，再用文火慢煮 10 分钟即可。

适应证与原理：本品适用于偏头痛。香附味辛、苦、甘，性平，能够疏肝解郁、行气止痛。玫瑰花味甘、苦，性温，归肝经，有行气解郁、和血止痛的功效。白芷入阳明经，祛风除湿，通窍止痛。药汁和米粥同煮，顾护中气，养胃健脾，治疗偏头痛。

菊花

——明目又降压，神奇美丽花

随着社会的进步和发展，人们的工作和学习压力逐渐增大，同时科技的进步也增加了我们的用眼量。如今，对于大学生和白领来说，熬夜过度和眼睛疲劳成为普遍现象，导致视力下降、精神不振和身体免疫力下降等情况的发生。此外，在春夏季节，由于气候炎热，加之喜爱辛辣饮食，人们往往容易外感风热之邪，进而导致感冒，这就是中医学所说的外感风热证。此类患者的一个主要临床表现就是热毒上犯头目，伴有眼睛红肿涩痛。此类眼部不适症状可以通过何种饮食来缓解呢？这里向您推荐菊花这味药食两用的佳品。

菊花为菊科植物菊的干燥头状花序，主产于我国河南、安徽、浙江等地。

菊花是一味味甘苦、性微寒的解表药，具有疏风清热、平肝明目的作用。对于中医辨证属于风热感冒、肝阳上亢，有目赤肿痛及高血压等症状者可以使用。菊花加入菜肴中，可起到清热解毒、平降肝阳的作用。

用法用量： 可用于煲汤、炖煮、泡酒等，建议用量 3 ～ 9g。

注意事项： 菊花性寒，气虚胃寒（出现食少纳呆、腹痛腹胀、大便稀溏、畏寒肢冷等表现）及阳虚（阳气亏虚导致面色㿠白、畏寒肢冷、脘腹冷痛、尿清便溏等）者需要慎用。

食-疗-妙-方

❶ 菊花枸杞粥

材料：菊花 4g，枸杞子 15g，糯米 150g。

制法：将枸杞子、菊花切碎，与糯米一同加水放置 30 分钟后，再用文火煮制成粥。

适应证与原理：本品适用于眼睛干涩、眼睛疲劳，尤其适合用于虚劳不足型眼睛疲劳。其中，枸杞子性味甘平，归肝经，具有滋补肝肾、益精明目的功效。菊花入肝经，可清热解毒、平肝明目。加入糯米补益中气，便于食用和消化，可养阴清热、补肝明目。

❷ 核桃山楂菊花饮

材料：核桃仁 125g，山楂 60g，菊花 12g，冰糖适量。

制法：将核桃仁磨成浆汁，加清水稀释，调匀待用。山楂、菊花水煎 2 次，将两次药汁合并约 1000mL。将药汁同核桃仁浆汁一同倒入锅中，加冰糖调味，烧至微沸即成。每日分 2 次服。

适应证与原理：本品适用于冠心病、高血压、高脂血症。核桃仁性温味甘，可温补肺肾。山楂性微温、味酸甘，有健脾消食、化瘀降脂的功效。菊花平降肝阳，清热明目。三药合用，有补肾健脑、平肝明目的功效，尤其适合高血压、高脂血症伴有头晕目眩、情绪不稳等症状者。

❸ 佛手菊花茶

材料：佛手 10g，菊花 6g。

制法：将佛手和菊花放入砂锅中，锅中加入适量的水，用火煮开，将汤液倒入碗中，当作茶水饮，可加入冰糖调味；也可直接将两者用开水冲泡服用。

适应证与原理：本品适用于肝郁气滞型胸闷。佛手入肝经，有疏肝解郁、理气止痛等作用，常用于治疗肝郁气滞引起的胸闷不畅及脾胃气滞所致的脘腹胀满等。菊花可以疏散风热、平肝降火，配合佛手一起煮茶，有疏肝解郁、清热理气的功效，肝火较旺且胸满胀闷的人，可经常服用。

薄 荷

——给头脑一片清凉

古谚说得好：春困秋乏。在春夏相交、夏秋接连之际，有的人时常感觉身乏倦怠，脑袋迷迷糊糊，尤其在三伏天，更添一份黏着、沉重之感。这是什么原因呢？这就是中医学所说的暑湿证，暑气夹杂着湿邪交阻内蕴。这类患者平素容易暑热难耐，神疲倦怠，四肢困重。如果体质虚弱或者在空调房内时间过长，很容易感冒，并有恶心欲吐症状，但这并不是由于寒邪侵体，而是暑湿夹杂，热邪犯表，肺气失和所致。出现以上情况，您可以用一味充满芳香气味的

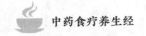

佳品——薄荷。食用薄荷，给你的头脑一片清凉。

薄荷又叫银丹草，为唇形科植物薄荷的干燥地上部分，盛产于我国江苏、安徽等地。

薄荷是一味味辛、性凉的解表药，具有宣散风热、清头目的功效，故对于头昏眼花、头痛、咽喉肿痛或生口疮的患者可以使用。

用法用量： 薄荷在食疗中用途广泛，可以煲粥、煮茶、烹炒，也可以做调味剂、香料。建议干品用量约 3 ～ 6g。

注意事项： 因薄荷性凉善发散，且入肺、肝经，故阴虚血燥（皮肤干燥、皮肤瘙痒、咽干唇燥），肝阳上亢（眩晕耳鸣、失眠多梦、容易暴躁易怒），阴虚多汗者忌服；再者，薄荷具有抑制乳汁分泌的作用，怀孕期及哺乳期的妇女尽量不要使用。

食-疗-妙-方

❶ 冰糖薄荷饮

材料： 薄荷叶、冰糖均适量。

制法： 薄荷叶洗净放入茶杯中，加入开水后闷 20 分钟，根据个人口味加入适量冰糖即可；也可放凉后饮用，则醒脑功效更好。

适应证与原理： 本品适用于身乏肢倦。薄荷辛凉，善发散，对于一些长期使用电脑的上班族来说，可以起到缓解压力、提神醒脑的作用。冰糖有补中益气、和胃润肺的功效。两者相配，能够促进肠胃蠕动，使神清气爽，可缓解身乏肢倦、昏昏欲睡等症状。

❷ 薄荷豆腐

材料： 豆腐 1 块，鲜薄荷叶 25g，葱 2 根，盐、酱油适量。

制法： 鲜薄荷叶洗净备用，豆腐切小块，葱切丝。锅中放油，下锅炒豆腐与葱丝，然后放入盐、酱油；待出锅时加入薄荷，翻炒搅拌几下即可。

适应证与原理：本品适用于鼻塞、打喷嚏、流鼻涕。豆腐能够补中益气、清热泻火、健胃助消化，可预防感冒，增强抵抗力。"一根葱，十分钟"，指的是每天花 10 分钟的时间吃点葱，对身体有好处。大葱味辛、性微温，内含挥发油、胡萝卜素等，具有发表通阳、解毒调味的作用，能够治疗感冒、恶寒发热、头痛鼻塞。葱含有的果胶还能明显减少癌症的发生。三者合用，既能快速祛除疾病，治疗鼻塞、打喷嚏、流鼻涕，还能增强免疫力和预防感冒。

❸ 薄荷丁香漱口水

材料：薄荷叶 3g，丁香、佩兰各 2g。

制法：将以上三味药加水煮开后，去渣，即可制成漱口水，可每日多次漱口。

适应证与原理：本品适用于口臭，牙痛。薄荷、佩兰、丁香均气味芳香发散，佩兰能够化湿醒脾，用于湿热内阻、口中黏腻、口气腐臭。薄荷含有薄荷醇，具有防腐杀菌、健脾助消化的功效。薄荷叶具有特殊的香味，与佩兰同用，能够起到除口臭、清新口气的作用。这里所用的药用丁香是桃金娘科蒲桃属植物，含有挥发油，油中又含有丁香油酸、丁香烯等多种成分，能够抑菌、驱虫、镇痉。丁香与薄荷共用，可以起到清凉泻火、止痛的功效，用于治疗神经痛、牙痛等，对于慢性牙周炎有缓和止痛的功效。

葛根

——口渴颈僵硬，就找葛根除

进入 21 世纪，人们的生活"快餐化"，身体常常处于紧绷的状态，尤其是一些长时间在电脑前工作的上班族，盯着电脑一整天，喝水少、活动少，时间

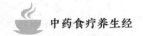

久了，不少人出现脖子、肩膀僵硬疼痛的毛病，外加长期不良的坐姿，形成驼背、探肩的不良习惯。这就是中医学所说的邪气痹阻，经脉气血不通，筋脉失养导致的颈项强痛。有什么办法能够治疗或缓解这种状况呢？我们为上班族推荐一味佳品，可以缓解僵硬，舒展身姿。它就是葛根。

葛根，又称作野葛，为豆科植物野葛的干燥根，盛产于我国辽宁、山东、安徽、江苏、广东等地。

葛根是一味味甘辛、性凉的解表药，具有解肌退热、透疹、升阳止泻的功效，中医辨证为外感表证发热、热病伤津之口渴、阴虚消渴；邪气痹阻，正气不通，筋脉失养导致的项背强痛，均可以使用。葛根在食疗中大有用途，在南方的一些省市已被当作蔬菜食用。

用法用量：可用于冲饮、煲汤、蒸煮等。葛根煎煮，建议用量 9 ～ 15g；葛根粉则每日建议 5 ～ 10g。

注意事项：因葛根性凉，入胃经，故虚寒者禁用，尤其是夏日表虚汗多者不宜食用；胃寒呕吐的患者尽量不要应用。葛根可以久服，并不代表顿顿多服，每日服用应适量，过量则伤胃。

食-疗-妙-方

❶ 葛根五加粥

材料：葛根 50g，薏苡仁 50g，粳米 50g，刺五加 15g，冰糖适量。

制法：葛根切碎；刺五加加适量清水煎取药汁，然后和全部材料放入锅中，并加适量水熬制成粥状，即将成熟时加入冰糖调味即可。

适应证与原理：本品适用于风寒湿痹型颈椎病，颈项强痛。葛根可解肌退热，缓解颈项及后背僵痛，有效缓解风寒湿痹引起的颈椎病症状。薏苡仁甘淡利湿，可除痹。刺五加能祛在表之风邪，补肝肾，强筋骨。三者配合使用，对风寒湿痹型颈椎病所致的颈项强痛有较好的治疗作用。

❷ 芝麻五味葛根露

材料：葛根 250g，五味子 125g，黑芝麻、蜂蜜各 250g。

制法：葛根与五味子一同入锅水煎 2 次，去渣取汁备用；黑芝麻用蜂蜜炒香；汁液同芝麻合并到一个盆内，加盖，隔水蒸 2 个小时后停火，冷却装瓶。每日 3 次，每次 1 勺服用。

适应证与原理：本品适用于心神不安。五味子味酸、性温，无毒，入肺、肾、心经，能够改善老年人心血不足、心气虚、心肾不交导致的健忘失眠。黑芝麻含有优质蛋白质、矿物质、丰富的不饱和脂肪酸，能够补肝肾、益精血、滋五脏。蜂蜜能够清热润燥，补中益气，药膳中加入蜂蜜，可以促进其他药物对心脑和血管的效用。四味药相辅相成，相得益彰，可补益心肾、宁心安神。

❸ 葛根粥

材料：葛根粉 100g，小米 50g。

制法：葛根粉用纯净水调匀备用，小米洗净加水熬成粥，将调好的葛根粉边搅拌边加入小米粥内，再次煮沸即可。

适应证与原理：本品适用于月经不调、皮肤暗淡。葛根中的异黄酮是迄今为止发现的植物中含量最高和活性最强的，能够平衡体内雌激素，调节内分泌；葛根素能够增强卵巢局部微循环，滋养卵巢，从而能够调理不规律的经期，延缓衰老，发挥调经、养颜、美容的功效。

淡豆豉

——解表又除烦，助你好睡眠

现在人们追求时尚，穿衣风格有时与气温"大相径庭"，气温低的时候，有的人穿着单薄，甚至露着脚踝，很容易感冒，出现头痛、流鼻涕、烦闷不安，晚上辗转反侧。这是什么原因呢？这就是中医学所说的外感表证。这类患者要么温病初起导致发热、微恶风寒、头痛口渴、咽痛，要么因风寒感冒初起引起恶寒发热、无汗、头痛、鼻塞等，要么热邪侵入机体，无法宣散，导致心中懊恼、烦热不眠。出现这种情况，我们推荐一味食药两用的药材——淡豆豉，能够解表除烦助睡眠。

淡豆豉，又叫作淡豉、香豉，是豆科植物大豆的成熟种子的发酵加工品。

淡豆豉是一味味辛甘、性凉的解表药，具有解表除烦、宣郁解毒的功效。中医辨证外感表证，无论风寒还是风热，因其发汗解表之力平稳，均可使用。淡豆豉是一味药食两用的佳品，含有多种营养素，可帮助消化、延缓衰老、消除疲劳、预防疾病等。

用法用量：可用于冲饮、煲汤、蒸煮等，也可外敷，建议用量 10 ～ 15g 即可。

注意事项：因其苦辛凉的特性，入肺、胃经，故胃虚易呕者慎服。另外，淡豆豉不宜复用汗吐之药。

食-疗-妙-方

❶ 豆豉薄荷饮

材料：淡豆豉 10g，薄荷 3g。

制法：泡水代茶饮。

适应证与原理：本品适用于风热感冒，可疏散风热、解表除烦。

❷ 葱豉黄酒汤

材料：葱白 30g，淡豆豉 15g，黄酒 50g。

制法：先将淡豆豉加适量水煎煮约 10 分钟，再放入洗净切碎的葱白，继续煎煮 5 分钟，滤出煎液，加入黄酒，趁热服用。每日分 2 次服。

适应证与原理：本品适用于外感风寒。葱白能够发汗解表、通达阳气。黄酒能通筋活络、活血驱寒，能散、能行，可加速血液循环和新陈代谢，使葱白、淡豆豉发汗解表的功效事半功倍。

❸ **淡豆豉蒸鲫鱼**

材料：淡豆豉 30g，鲫鱼 200g，料酒、白糖适量。

制法：将鲫鱼洗净，去鳞及内脏，放入蒸盘内，在鲫鱼上洒上淡豆豉、料酒、白糖后，置武火上蒸 20 分钟即成。

适应证与原理：本品适用于湿热水肿。鲫鱼味甘、性平，具有健脾利湿、和中开胃、温中下气的作用；再配合淡豆豉解毒利湿，则有泻有补不易伤身，可清热解毒、利湿消肿。

清热类

鱼腥草

——善治咳嗽吐脓的凉拌菜

有的人无辣不欢、无酒不快，平素喝酒吃辣过度，很容易化痰生热。如果这时候不小心外感风热，开始是一些感冒的症状，以为是小事，扛过去就好了。可是若不注意，很容易越来越严重，热邪侵袭入肺，痰热郁结于肺，就会造成肺痈，咳嗽剧烈，喘息得特别厉害，甚至会吐脓腥臭痰。这就是中医学所说的痰热壅肺。出现这种情况一定不要大意，忌辣戒酒，调养身体。在这里推荐一味凉拌"药"，而在我国的西南地区，这味药早已是餐桌的常客，成为家家户户必备菜。它就是鱼腥草。

鱼腥草，因其茎叶揉搓后有鱼腥味而得名，又叫折耳根、猪鼻孔，俗名"臭灵丹"。鱼腥草为三白草科植物蕺菜的新鲜全草或干燥地上部分，多分布于长江流域。

鱼腥草属清热解毒药，具有清热解毒、消痈排脓、利尿通淋、清热止痢的功效。中医辨证为热毒壅肺证，多是由于热毒郁结于肺，或痰热素盛，蒸灼肺脏，导致热壅血瘀，肺叶生疮，血败肉腐，形成脓疡，出现发热、咳嗽、胸痛、吐腥臭浊痰或脓血痰的症状。这时可以服用鱼腥草，作为一味食疗药材，可以解毒、清肺热、提高免疫力。

用法用量：生食最佳，多用于凉拌，也可用于煲汤、烹炒、煮粥等。建议用量 15 ～ 25g。

注意事项：鱼腥草因其性易发散，不宜多吃，多吃易伤气，体质虚寒的人不宜使用。

食-疗-妙-方

❶ 雪梨鱼腥草

材料：雪梨 100g，鱼腥草 40g，冰糖适量。

制法：雪梨洗净切块备用；鱼腥草加水约 600mL，大火烧开后改小火煎 20 分钟，去渣取汁，加入雪梨、冰糖炖至梨烂即可食用。每日分 2 次服完，连服 5 天。

适应证与原理：本品适用于肺胃实热证。雪梨能清火滋阴、润肺凉心。雪梨配鱼腥草，两味相须使用，共同提高清肺化痰、清热降火的功效。本品对一切肺胃实热证都有疗效，可清肺化痰、滋阴降火。

❷ 凉拌鱼腥草

材料：鱼腥草、盐、白糖、醋、香油各适量。

制法：鱼腥草洗净用盐水泡 10 分钟后，拌适量白糖、醋、香油调味即可。

适应证与原理：本品适用于呼吸道感染、肺脓疡，因鱼腥草有清热解毒、消痈排脓之功。

❸ 鱼腥草蒸鸡

材料：嫩母鸡 1 只，鱼腥草 200g，葱、姜、盐、胡椒粉适量。

制法：嫩母鸡洗净，剁去脚爪，放入沸水中焯一下，捞出洗净血污，放入盆中，然后加盐、姜、葱、胡椒粉和适量清水，上笼蒸至鸡熟透，再加入鱼腥草略蒸即可。

适应证与原理：本品适用于免疫力低下。鱼腥草利尿消肿、清热解毒，鸡肉补中益气、益精填髓，两者结合，相得益彰，既能缓解鱼腥草的耗气、散精之弊，又能补气填精，提供丰富的蛋白质、脂肪、碳水化合物等多种营养成分，

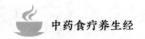

提高身体免疫力，补虚养身，对虚劳羸瘦者尤为适宜。

芦根

——利尿又生津，帮助清胃火

越来越多的人饮酒成性，或饮食偏嗜辛辣，或因脾胃功能较弱，吃狗肉、羊肉等温性肉类，虚不受补，常常出现胃脘灼痛、牙痛、牙龈出血、口臭、口舌生疮，或小便黄赤、大便秘结等问题。这属于中医学所说的胃火炽盛。这类患者往往觉得口干口苦、喜冷饮、食欲不振及大小便不畅等。此时应该怎么办呢？除了一些药物的调理外，有没有好的食疗方法就成为关注的重点。你可以选择芦根这味药食两用的佳品，利尿又生津，帮助清胃火。

芦根，又称芦头、苇根，为禾本科植物芦苇的新鲜或干燥根茎，盛产于我国安徽、江苏、浙江。

芦根是一味味甘辛、性寒的清热药，具有清热生津、除烦止呕、利尿的作用。对于中医辨证属于胃火炽盛证，出现口腔溃疡、口干口臭、胃部灼痛、脾胃运化功能低下，或小便不利、便秘者可以使用。芦根在烹饪中可以清泻胃火，益胃生津，清利小便。

用法用量： 可用于煮、炖、熬、烩等，建议用量15～30g。

注意事项： 由于芦根性味甘寒，多食伤阴，故脾胃虚寒（脘腹冷痛、口淡不渴、大便稀溏、肢体不温等表现）者忌用，孕妇慎用。

食·疗·妙·方

❶ 石膏芦根汤

材料：芦根 20g，石膏 20g，冰糖适量。

制法：取芦根和石膏加适量水煎煮 20 分钟，以冰糖调味即可。

适应证与原理：本品适用于胃热证。芦根可清胃火以除烦止呕，滋阴生津；石膏苦寒沉降，入胃经以泻火，并除烦止渴。两者合用，可有效缓解因胃热引起的口臭、打嗝、呕吐等症。

❷ 五叶芦根汤

材料：芦根 30g，佩兰叶 10g，藿香叶 10g，薄荷叶 10g，荷叶 10g，枇杷叶 10g，冰糖适量。

制法：将以上材料加适量水煎煮 15 分钟，以冰糖适量调味，代茶饮。

适应证与原理：本品适用于食欲不振。佩兰叶、藿香叶、薄荷叶、荷叶化湿醒脾；枇杷叶和芦根清热生津、滋阴，以调和脾胃功能。诸药合用，可有效健运脾胃，治疗食欲不振。

❸ 芦根青皮粳米粥

材料：芦根 20g，青皮 5g，粳米 100g，生姜 2 片，油、盐适量。

制法：芦根和青皮加适量水煎煮 15 分钟，去渣取滤液，然后加入粳米和姜片，继续文火慢炖 30 分钟，熬至粥状，加适量油、盐调味即可食用。

适应证与原理：本品适用于消化性溃疡。芦根入胃经而清胃热以生津，青皮疏通气机、消积化滞，加粳米有平补脾胃之功。三者配合使用，泄热和胃，滋阴养胃，为护胃之良品，可缓解消化性溃疡的不适症状。

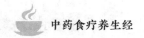

❹ **黄鳝芦根汤**

材料： 黄鳝 1～2 条，芦根 10g，桑寄生 20g，生姜 2 片，油、盐适量。

制法： 芦根和桑寄生加适量水煎煮 15 分钟，去渣取滤液，加入黄鳝和姜片，文火慢炖 30 分钟，加适量油、盐调味即可食用。

适应证与原理： 本品适用于阴虚证。黄鳝肉嫩味美，具有较高的营养价值，可补益气血；芦根清胃热，生津以滋阴养阴；桑寄生可益肝肾，强筋骨。三者共用，滋阴益气，有较强的补益效果，特别适合于阴虚者。

淡竹叶

——小便黄怎么办，淡竹叶来帮忙

现代人的生活节奏快，或过饱、过食辛辣肥厚、嗜酒，或脾胃不运化，或地域性差异之外感湿热，或情志不畅，郁而化热，则经常出现口干烦渴、尿频尿急、尿黄短赤，甚至有尿血、尿路结石等。这属于中医学所说的膀胱湿热。这类患者平素易出现小腹胀满、尿色黄赤浑浊等症状。除了一些药物治疗之外，日常可以选用一些食疗方法解决这种困扰。这个时候，你可以选择淡竹叶这味药食两用的佳品。

淡竹叶为禾本科植物淡竹叶的干燥茎叶，盛产于浙江、江苏、安徽。

淡竹叶是一味味甘淡、性寒的清热药，具有清热除烦、利尿的作用。对中医辨证属于膀胱湿热证，出现尿频、尿少而痛、淋沥不尽、尿黄赤或尿血患者可以使用。淡竹叶在烹饪中可以提鲜，有清香口感。

用法用量： 可用于煮、炖、熬、烩等，建议用量 10～20g。

注意事项： 由于淡竹叶性味甘寒，多食不宜，脾胃虚寒（出现消化不良、四肢畏冷、腹痛腹胀、大便稀溏等表现），肾亏尿频者，以及孕妇忌用。

食-疗-妙-方

❶ 竹叶茶

材料：淡竹叶 10g。

制法：取淡竹叶切碎，加适量开水，冲泡 15 分钟，即可代茶频饮。

适应证与原理：本品适用于暑热、小便短少。淡竹叶甘淡，可清热解暑，利尿除烦，通过多次清利小便，达到降温和泻火的目的，可有效治疗暑热、小便短少等。

❷ 竹叶茅根饮

材料：淡竹叶 10g，白茅根 10g。

制法：将淡竹叶、白茅根洗净切碎，加适量开水冲泡 15 分钟，代茶饮。

适应证与原理：本品适用于尿血。淡竹叶淡利渗湿；白茅根甘寒，可清热凉血、止血。二者合用，共奏凉血止血、利尿之功，治疗尿血。

❸ 淡竹叶粥

材料：淡竹叶 20g，粳米 50g，冰糖适量。

制法：淡竹叶加适量水煎煮 15 分钟，去渣取滤汁，再加入粳米、冰糖文火慢炖 30 分钟，熬至粥状即可食用。

适应证与原理：本品适用于热病心烦、口舌生疮。淡竹叶走心经，善于清泻心火，通利小便，可祛除湿热，有效缓解心火上炎引起的口干舌燥、心烦不眠等。

❹ 淡竹叶酒

材料：淡竹叶 30g，白酒 500mL。

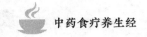

制法：取淡竹叶切碎并置于密闭纱布袋中，和白酒一同加入容器，加盖密封，浸泡3天即可，分多次小剂量饮用。

适应证与原理：本品适用于风湿热痹。淡竹叶有清热之功，善治热病；白酒入经络而行气血，两者配合制成淡竹叶酒，可疏散风热、祛风除湿，有效缓解风湿热痹。

胖大海

——常服胖大海，声音更美妙

在生活中，有些人由于气候炎热或干燥，或常常过食辛辣厚味，或长期吸烟，或过度用嗓子，往往会出现咽喉不适、音哑，甚至会形成慢性咽炎。这属于中医学所说的虚火上炎。这类患者容易感受燥热之邪，直接影响咽喉，或因职业关系声带使用过度所致。在日常生活中，除了注意饮食之外，做一定的预防和保护嗓子的工作显得尤为重要。你可以选择胖大海这味药食两用的中药。

胖大海为梧桐科植物胖大海的干燥成熟种子，盛产于泰国、越南、马来西亚。

胖大海是一味味甘、性寒的清热药，具有清热利咽、润肺开音、清热通便的作用。对中医辨证属于虚火上炎，或由风热引起的声音沙哑、咽喉疼痛、干咳无痰等症，以及从事教师、歌手等职业者保护嗓子时可以使用。胖大海在食疗的过程中可以煎汤代茶饮，能够清热润燥，缓解咽喉不适，利咽开音。

用法用量：可用于煮、炖、泡茶等，建议用量2～4枚。

注意事项：由于胖大海性寒，过多服用会损伤阴气，引起气血亏虚，故脾胃虚寒（出现食少纳呆、腹痛腹胀、大便稀溏、畏寒肢冷等表现），低血压及糖尿病患者忌用，孕妇慎用。

食-疗-妙-方

❶ 大海甘桔饮

材料：胖大海3枚，桔梗10g，炙甘草5g。

制法：将以上三味药煎汤，代茶饮。

适应证与原理：本品适用于声音沙哑。胖大海可清肺、利咽、开音，桔梗宣发肺气以利咽，炙甘草具有清热解毒之功。三者合用，可以保护咽喉，缓解咽喉肿痛，治疗咽部不适引起的声音沙哑。

❷ 胖大海枸杞茶

材料：胖大海4枚，枸杞子10g，麦冬10g。

制法：将以上三味药加入适量开水浸泡15分钟，代茶饮。

适应证与原理：本品适用于口干咽燥、视物模糊。胖大海清热以利咽开音；枸杞子入肝肾经，滋阴以益肾明目；麦冬有滋阴生津之功。三者共同，可改善咽干、目涩的症状，发挥日常保健作用。

栀子

——全身都有火，栀子可消除

很多人在夏季的时候，因灼灼烈日、暑气侵犯，或嗜食辛辣厚味的食物，导致身热汗多、面红目赤、口干烦躁、喜欢冷饮、脸上常常长痘、口舌生疮，甚至大便干结、小便出现热痛热臭等。这属于中医学所说的热证。这类患者平素容易感受暑气，经常上火、舌红津少、心烦易怒，郁而化热或饮食积滞化热。除了一些药物的治疗，简便的食疗方法就可以给身体降火气。你可以选择栀子

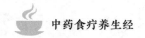

这味药食两用的佳品。

栀子为茜草科植物栀子的干燥成熟果实，盛产于浙江、湖南、江西。

栀子是一味味苦、性寒的清热药，具有泻火除烦、清热利湿、凉血解毒的作用。对中医辨证属于热证，出现口腔溃疡、湿疹痤疮、黄疸、烦闷失眠等热证患者可以使用。栀子在烹饪中可以清泻人体上焦、中焦、下焦的火毒，对心火引起的诸多症状疗效甚好。

用法用量：可用于煮、炖、熬、烩等，建议用量 3～10g。

注意事项：由于栀子为苦寒之品，多食易使脾胃虚寒，故寒性体质（四肢冰冷、脘腹冷痛、尿清便溏等表现），以及脾虚便溏的患者忌用，孕妇慎用。

食·疗·妙·方

❶ 栀子粥

材料：栀子 5g，粳米 100g。

制法：栀子洗净研成细末，粳米洗净备用。将粳米加适量水熬成稀粥时，再加入栀子细末煎煮 15 分钟后即可食用。

适应证与原理：本品适用于湿热黄疸、胆囊炎、目赤肿痛。栀子入肝经，善于清热泻火、利湿、解毒；粳米具平补之性，在一定程度上能够调和脾胃，两者同用，有利于达到泻火的食疗功效，适用于因湿热引起的黄疸、胆囊炎及目赤肿痛等。

❷ 莲子栀子汤

材料：莲子 15g，栀子 10g，冰糖适量。

制法：栀子用纱布包，与莲子加入适量水一同煎煮，煮沸后改文火煮 20 分钟，加冰糖调味，吃莲子喝汤。

适应证与原理：本品适用于口腔溃疡。莲子走心经而清热；栀子入心经而清热解毒效佳，研究表明，栀子具有抗炎成分。两者皆苦寒，合用使得心火可降，热毒可解，缓解口疮肿痛，可有效治疗口腔溃疡。

❸ 栀子香梨羹

材料：栀子 10g，香梨 150g，冰糖适量。

制法：栀子洗净研成细末，香梨洗净切丁，冰糖熬汁。在锅中加入适量水和香梨丁、栀子细末，煎煮 20 分钟，改文火后加冰糖汁勾芡即可。

适应证与原理：本品适用于咽干津少。栀子味苦，清热以泻火；香梨水分和糖分丰富，生津润燥，二者一苦一甜，对于口干舌燥、虚火上炎之咽干津少，具有良好的治疗作用。

❹ 栀子浓汤烩鱼肚

材料：栀子 10g，鱼头 200g，鱼肚 100g，姜丝、油、盐适量。

制法：栀子洗净研成细末，鱼头洗净加适量水熬成浓汤后，加入栀子细末，煎煮 10 分钟，然后加入飞好水的鱼肚，最后加姜丝、油、盐调味即可食用。

适应证与原理：本品适用于心烦不宁。栀子为苦寒沉降之品，善清心火，清心以除烦，配合鱼头汤和鱼肚的滋阴之功，可以有效缓解心烦不宁引起的情绪反常、失眠等。

决明子

——清肝又明目，头枕利睡眠

如今，大多数人常常需要长时间用电脑，久而久之则会出现眼睛涩痛、怕光、容易流泪等症状。这些症状在中医辨证中多属于肝火旺盛。这类患者往往会出现目赤涩痛、头痛失眠、大便秘结的现象。此时除了服用常规药物外，我

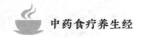

们还可以食疗的方式进行调治。决明子这味药清肝又明目，非常适合这类患者。

决明子是豆科植物决明或小决明的干燥成熟种子，盛产于我国安徽、广西、四川等地。

决明子是一味味甘苦咸、性微寒的清热药，具有清热明目的作用。对中医辨证属于目赤涩痛、头痛眩晕的患者可以使用。

用法用量：可用于茶饮、煲粥、煲汤等，建议用量 10 ～ 15g。

注意事项：由于决明子性微寒且质润，凡脾胃虚寒、脾虚泄泻及低血压等患者均禁止服用。

食-疗-妙-方

❶ 熟决明子茶

材料：决明子适量。

制法：将决明子置于锅中翻炒到稍微有香气溢出即可，放凉了之后泡茶饮。

适应证与原理：本品适用于肝火旺盛。炒决明子味苦甘而性凉，具有清肝火、祛风湿、益肾明目等功能。

❷ 双决明粥

材料：生决明子 25g，炒决明子 25g，菊花 15g，枸杞子 15g，粳米 100g，冰糖适量。

制法：将生决明子、炒决明子和菊花放入锅内，加水 2000mL 煎煮，取汁去渣，备用；粳米淘洗干净，与枸杞子、药汁同煮成粥时，加入冰糖调味即可。

适应证与原理：本品适用于眼睛涩痛、视物不清。决明子具有清肝明目的功用，若再加上菊花和枸杞子，可使明目效果更加显著。本品用生决明子、炒决明子各半，可防止腹泻，对肝火旺盛所致眼睛涩痛、视物不清或头晕目眩有较好的食疗作用。

❸ 肉松决明子煲凉瓜

材料：决明子 20g，肉松 50g，凉瓜 300g，姜片 10g，盐、油适量。

制法：凉瓜掏去瓤，洗净后切 1cm 厚的片；决明子除去杂质待用。将净锅上火，放入清水、肉松、决明子、凉瓜、姜片小火炖 30 分钟后，用盐、油调味即成。

适应证与原理：本品适用于暑热。凉瓜即苦瓜，对暑热烦渴、目赤肿痛有一定的食疗作用；而决明子善清泻肝火，两者合用，有清暑热、明目的作用。

马 齿 苋

——酸酸好味道，治痢之良药

日常生活中，不知道大家有没有过大便夹血的情况，若同时有大便次数多，量少且夹血，血鲜红，并伴腹痛、里急后重、壮热烦躁的症状，多属于中医学所说的热毒血痢。此时应该怎么办呢？除了应用药物治疗以外，有什么食疗方可以缓解症状？你可以选择马齿苋这味药食两用的治痢良药。

马齿苋为马齿苋科植物马齿苋的干燥地上部分，全国大部分地区均产。

马齿苋是一味味酸、性寒的清热药，具有清热解毒、凉血止血、止痢的作用。对中医辨证属于热毒血痢、便血、腹痛、发热的患者可以使用。马齿苋酸寒收涩，尤善于止血止痢。

用法用量：可用于煲汤、煮粥等，建议用量 10 ～ 15g，鲜品 30 ～ 100g。

注意事项：由于马齿苋性寒，脾胃虚寒（出现食少纳呆、腹痛腹胀、大便稀溏、畏寒肢冷等表现）的患者及孕妇慎用。

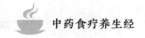

❶ 马齿苋粥

材料：鲜马齿苋 100g，粳米 50g。

制法：将马齿苋洗净切碎备用。粳米洗净，加入适量水，再加入切碎的马齿苋，熬至粥状即可。

适应证与原理：本品适用于痢疾。马齿苋具有清热解毒、凉血止痢的作用，以粳米为辅佐，可健脾止痢，而成清热解毒、凉血止痢之方。

❷ 马齿苋鱼腥草贴

材料：鲜马齿苋 50g，鱼腥草 50g。

制法：将马齿苋、鱼腥草洗净、捣烂，外敷患处，每日 2～3 次。

适应证与原理：本药贴适用于腮腺炎。中医学认为，腮腺炎多为风温邪毒侵袭所致，主要的治疗办法就是清热解毒、凉血。马齿苋和鱼腥草均具有清热解毒的作用，可用于多种热毒疮痈，对于腮腺炎有良好的治疗作用。

❸ 马齿苋汁

材料：鲜马齿苋适量。

制法：将马齿苋洗净、捣烂，取汁漱口，每日数次。

适应证与原理：本品适用于咽喉、牙龈肿痛。马齿苋性寒，有清热解毒、凉血的作用，能消肿而止痛，漱口外用，可有效治疗咽喉、牙龈肿痛。

金银花
——清热解毒最擅长，还能凉血止痢疾

日常生活中，我们偶尔会出现咽喉疼痛、小便黄和眼睛红肿等症状，民间称作"上火"，也称"热气"。这就是中医学所说的热毒证、火毒证。咽喉疼痛可使人吃不下饭，严重影响人们的日常生活，此时应该怎么办呢？针对这种情况，我们可以使用金银花进行辅助调理。金银花这味药，是药食两用之良品，清热解毒最擅长，还能凉血止痢。

金银花为忍冬科植物忍冬的干燥花蕾或带初开的花，盛产于我国河南、山东等地。

金银花是一味味微苦辛甘、性寒的清热药，具有清热解毒、疏散风热的作用，对热毒所致的痈疮疔疖、喉咙肿痛尤为适宜。

用法用量： 可用于煮粥、煲汤等，建议用量 6 ～ 15g。

注意事项： 金银花虽能清热解毒，但其性寒凉，脾胃虚寒及气虚疮疡脓清的患者禁用。

食-疗-妙-方

❶ 金银花薄荷粥

材料：金银花 6g，薄荷 3g，粳米 25g。

制法：金银花洗净用纱布包好，加水 600mL，煮 10 分钟；薄荷洗净用纱布包好，待金银花煮 10 分钟后，放入薄荷与金银花同煮；5 分钟后捞出金银花和薄荷纱布包；加入粳米煮成粥即可。

适应证与原理：本品适用于风热感冒。金银花可清热解毒、疏散风热，主治外感风热、温病初起、暑热烦渴、红肿热痛等；薄荷可疏散风热、清利头目、利咽透疹、疏肝行气，主治外感风热、头痛、咽喉肿痛等；粳米具有补中益气、止烦渴、止泻的功效。三者合用，可辛凉解表，清热解毒且补中益气、平和五脏，治疗风热感冒。

❷ 当归金银花汤

材料：当归 50g，金银花 15g，大枣 10 颗，黑豆 1 把，红糖 100g，鸡蛋 3 ～ 5 枚。

制法：将当归和金银花用纱布包好，大枣、黑豆洗干净；当归、金银花、大枣、黑豆和红糖一起放入锅中熬煮；鸡蛋煮熟后敲裂外壳，放入锅中和汤汁一起煮，煮至药汁约为一碗的量即可。

适应证与原理：本品适用于宫寒痛经。当归既能补血、活血，又能调经止痛，为妇科要药；大枣能补中益气、养血安神；黑豆能补肾，具有益气补血、健脾暖胃、缓中止痛的作用。几味药合用，可补血养血，也可暖气补身。而金银花在此有反佐作用，即在温热药当中反佐一味寒凉的药，以防温热太过，变生热病。

❸ 金银花鸭汤

材料：鸭子 1 只，金银花 15g，生姜、盐适量。

制法：鸭子洗净、剁成块，用开水焯一下；生姜洗净、切薄片；将鸭肉、金银花和生姜放入砂锅，加水，大火烧开，转小火炖 1 个小时，加入盐调味即可食用。

适应证与原理：本品适用于阴虚火旺。金银花可清热解毒；鸭肉味甘、性寒，可滋阴清补。二者合用，可加强滋阴祛火的疗效。

荷叶

——降降三高解解脂，清凉解暑效最佳

"三高症"为高血压、高血糖和高血脂的简称。随着人们的生活水平提高，"三高症"的发病率逐年升高，发病人群逐渐低龄化，严重危害人们的健康。这时除了服用降血压、降血糖及降血脂药进行针对性治疗之外，还可以选择荷叶这味药食两用的佳品进行饮食上的辅助。

荷叶为睡莲科植物莲的干燥叶，盛产于我国浙江、江苏、湖北等地。

荷叶是一味味微苦、性平的清热药，具有清暑化湿、升发清阳、凉血止血的作用，对暑热烦渴及暑湿泄泻，出现发热、口渴多饮、多尿、泄泻等症的患者可以使用。现代研究表明，荷叶还具有良好的降血压和降血脂作用，故现在多用于降"三高"，市面上减肥产品多添加荷叶。

用法用量：可用于泡茶、煲汤、蒸煮等，建议用量3～10g。

注意事项：荷叶升散消耗，故体瘦气血虚弱者慎服。

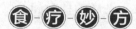

❶ 荷叶饮

材料：荷叶适量。

制法：荷叶洗净后剪成片状或条状，用热水冲泡。代茶饮。

适应证与原理：本品适用于"三高症"、肥胖症。荷叶具有调血脂的作用，还能促进胆固醇代谢，可用其降血压、降血脂及减肥。

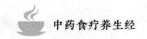

❷ **荷叶冬瓜汤**

材料：鲜荷叶 1 张，鲜冬瓜 500g，油、盐适量。

制法：荷叶洗净剪碎，冬瓜连皮切块，一同放入锅中，加水适量煲汤，最后加油、盐调味即成。

适应证与原理：本品适用于暑热烦渴。《本草再新》中如此荷叶："清凉解暑，止渴生津，止泻痢，解火毒。"认为它是一味有效的清热解暑、生津止渴药物。冬瓜味甘、性寒，有清热解暑、利水消肿的功效。两药合用，可增强清解暑热、生津止渴的作用。

❸ **荷叶洗澡方**

材料：荷叶适量。

制法：荷叶洗净，加水煮半个小时，待冷却后用来洗澡。

适应证与原理：本品适用于痱子。荷叶有清暑化湿的作用，而痱子多由于夏天时节，环境夹杂湿邪，暑气与湿邪交蒸，痹阻于肌肤而成，故可以用荷叶来防治痱子和润肤。

❹ **荷叶薏米粥**

材料：荷叶半张，薏苡仁 20g，粳米 50g。

制法：荷叶撕碎，加水煮后去渣，在荷叶水中放入洗净的粳米和薏苡仁，用高压锅煮沸后改用小火煮 15 分钟即成。

适应证与原理：本品适用于粉刺、痘印。粉刺、痘印等从中医理论来讲，多由于湿热交蒸，蕴结肌肤而引起，荷叶可以起到祛湿解暑的作用；薏苡仁健脾祛湿，为祛湿要药。两药合用，可增强祛湿效果。

菊苣

——降尿酸之宝

　　痛风是一种常见且复杂的关节炎类型，各个年龄段均可能患病，以中年以上居多，且男性发病率高于女性。痛风患者经常会在夜晚出现突发性的关节痛，发病急，关节部位出现严重的疼痛、红肿和炎症，疼痛感慢慢减轻直至消失，持续几天或几周不等。一旦关节出现强烈、突然的疼痛，就要及时就诊，做好症状管理和预防。血液中高水平的尿酸是引起痛风的先决条件。为防治痛风，我们需控制血尿酸含量，现在为大家介绍一味降尿酸之宝——菊苣。

　　菊苣为菊科植物毛菊苣或菊苣的干燥地上部分或根，盛产于北京、黑龙江、辽宁、山西、陕西等地。

　　菊苣是一味味苦、性寒的清热药，具有清肝利胆、健胃消食、利尿消肿的作用，食用能消除体内的积热，具有降尿酸和调血脂的功能，对高尿酸及高血脂具有很好的调节作用，并且可明显改善由高嘌呤饮食引发的高尿酸血症及腹型肥胖。

用法用量： 可代茶饮，建议用量 15～20g。

注意事项： 菊苣有刺激月经和诱导流产的作用，故孕妇或哺乳女性禁用。

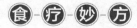

菊苣茶

材料：菊苣 15g，栀子 10g，葛根 5g，桑叶 10g，百合 8g。

制法：将以上材料研磨成粉，放入药罐，加水 500mL，保证药材全部浸泡

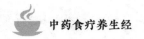

在水中，静置约 30 分钟，之后大火将茶汤煮开，转小火煎制，直至水约剩下150mL，待茶汤凉至适合温度后饮用。

适应证与原理：本品适用于痛风。菊苣本身所含的多种营养成分，使其具有改善人体血清尿酸水平、调节肠胃功能、增强人体免疫力等多重保健功效；桑叶总黄酮可显著降低血清尿酸水平；栀子苷可促进尿酸排泄；葛根提取物具有抗痛风性关节炎的作用；百合为治疗痛风的常用药物。五种原料在降低血清尿酸水平和促进尿酸排泄方面有独特优势，有缓解痛风症状的功效。

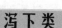

泻下类

火麻仁

——生在南国长寿乡，老人便秘效果佳

许多人有过大便干结、排便困难的情况，如果症状一直存在，应当注意，这属于中医学所说的便秘了。如果患者同时伴有小便短赤、身热口干、舌红苔黄、脉滑数的症状，则为肠燥便秘，老年人因为体内津液不足，产妇因为血虚，这些症状就更加明显。此时应怎么办呢？中医治疗肠燥便秘宜润肠通便，现向大家推荐火麻仁这味药食两用的佳品，其生在南国长寿乡，用于老人便秘效果佳。

火麻仁为桑科植物大麻的干燥成熟果实，盛产于我国广西巴马瑶族自治县。巴马被誉为"世界长寿之乡·中国人瑞圣地"，火麻仁是巴马百岁老人长期食用得以健康长寿的原因之一。

火麻仁是一味味甘、性平的泻下药，因为其为干燥成熟种子，富含油脂，能润滑大肠，促进排便，故具有润肠通便的作用，对肠燥便秘的患者可以使用。火麻仁尤其适用于身体较虚弱的患者，以及老人、产妇、体弱津血不足的肠燥便秘者。

用法用量：可用于煮粥、煲汤、泡酒等，建议用量 10 ～ 15g。

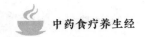 食-疗-妙-方

❶ 紫苏麻仁粥

材料：苏子 10g，火麻仁 15g，粳米 100g。

制法：苏子、火麻仁研碎，加水再研取汁，与粳米同煮成粥。每日服 3 次，10 天为 1 个疗程。

适应证与原理：本品适用于肠燥便秘。紫苏行气宽中，下气降逆；火麻仁润肠通便，并有一定的滋养补虚作用。两药配伍，具有养血润燥、降气通便的作用。两药均富含油质，主要成分为亚油酸和亚麻酸，能刺激肠黏膜，使之分泌增多，蠕动加快，促进排便。

❷ 火麻仁冬葵子粥

材料：火麻仁、冬葵子、大米适量。

制法：火麻仁、冬葵子与大米煮成粥。

适应证与原理：本品适用于热淋、小便短赤、茎中疼痛。火麻仁味甘性平，入大肠经，可利水通淋，其含有丰富的维生素 C 和胡萝卜素等，有利于控制炎症，帮助泌尿道上皮细胞修复，治疗热淋、小便短赤；冬葵子味甘性寒，入大肠经、小肠经，可利水通淋。二者配伍，可增强利水通淋的功效，治疗热淋、小便色如茶水、阴茎疼痛等。

❸ 南杏火麻仁白肺汤

材料：南杏仁 15 ～ 20g，火麻仁 30 ～ 50g，猪肺 400g，猪腱子肉 150g，生姜 2 片。

制法：所有食材洗干净；猪肺反复搓洗后切块，慢火炒干备用；猪腱子肉汆水后切小块。将所有食材一起放入锅中，加水 2000mL，先武火煮沸后改用文火慢熬 2 小时即成。

适应证与原理：本品适用于肺热咳嗽、痰多、便秘。中医学认为，"肺与大肠相表里"，在疾病发生发展当中关系尤其密切，只有肺气肃降正常，大肠才能发挥传导糟粕的排泄功能。南杏仁有润肺下气止咳、润肠通便的作用；火麻仁有润肠通便的作用。两药合用，共奏润肺下气通肠之功，治疗肺热移于大肠，或阴亏肠燥所致的便秘。根据"以形补形"的理论，猪肺具有补肺、止咳的作用；猪肉有滋阴的作用。四者相合，能滋阴润肺、清热化痰止咳、润肠通便。

祛风湿类

木瓜

——酸酸甜甜很好吃，通络和胃功效佳

日常生活中，我们经常看到一些人关节屈伸不利、容易抽筋，这是什么原因呢？这多属于中医学所说的风湿痹证。这类患者同时还伴有肢体酸痛、麻木等症状。那么，针对这种情况，有没有什么食材可以用于日常调理呢？你可以选择木瓜这味祛风湿、舒筋活络药。

木瓜为蔷薇科植物贴梗海棠的干燥近成熟果实，习称"宣木瓜"，盛产于我国安徽、湖北、四川等地。《本草纲目》载："木瓜处处有之，而宣城者最佳。"因此，木瓜有宣木瓜之称。安徽宣州区种植的宣木瓜，已有1500余年的历史，早在南北朝时期已定为"贡品"。中药木瓜与日常吃的番木瓜不一样。

木瓜是一味味辛酸、性温的祛风湿药，具有舒筋活络、和胃化湿的作用。因此，对风湿痹证所致的腰膝关节疼痛、关节屈伸不利、抽筋的患者可以使用，湿浊中阻之腹痛吐泻也可以使用。

用法用量： 可用于泡酒、炖煮等，建议用量6～9g。

注意事项： 由于木瓜为温性药物，故内有郁热，小便短赤者忌服。

食-疗-妙-方

❶ 木瓜酒

材料：桂枝、木瓜、秦艽各15g，白芍50g，炙甘草10g，白酒500mL。

制法：将以上五味药切碎，置容器中，加入白酒，密封。浸泡14日后，过滤去渣即成。

适应证与原理：本品适用于四肢麻木、疼痛、痉挛等症。木瓜可舒筋活络、除痹止痛；秦艽可散风除湿、通络止痛。两药相伍，祛风湿而不温燥劫阴，通经络而不峻猛伤正。甘草功能缓急止痛，治阴血不足，筋失所养而脘腹手足挛急疼痛者，常配白芍；桂枝功能散寒除痹。五味药相配，可增强除湿散寒、缓急止痛的功效。白酒可活血通脉、助药力。本品可祛风除湿、散寒止痛、疏经活络，用于治疗四肢麻木、疼痛、痉挛等。

❷ 木瓜炖鳢鱼

材料：木瓜30g，鳢鱼（生鱼）300g，料酒10g，姜5g，葱10g，盐3g，鸡精3g，鸡油30g，胡椒粉3g。

制法：将木瓜润透、切片；鳢鱼宰杀后，去腮、内脏、鳞，洗净；姜切片，葱切段。将木瓜、鳢鱼、料酒、姜、葱同放炖锅内，加水1800mL，置武火烧沸，再用文火炖煮35分钟，加入盐、鸡精、鸡油、胡椒粉即成。

适应证与原理：本品适用于风湿疼痛、湿痹、水肿、脚气、痔疮、疥癣等。木瓜能舒筋活络、除痹止痛，为治疗风湿痹痛的常用药。因其能祛风湿、舒筋脉，也可用于寒湿壅滞所致脚气肿痛、上冲胸腹等。鳢鱼具有补脾益胃、利水消肿之功效。本品可疏经活络、利脾除湿，可用于治疗身面浮肿、湿痹、脚气、胃脘胀满、肠风及痔疮下血、疥癣等。

乌梢蛇

——最擅舒筋络，关节僵硬就选它

每当阴天下雨时，你是否有关节肿胀、疼痛发热、屈伸不利的烦恼呢？这

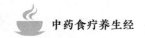

多属于中医学所说的风湿顽痹。这类患者平素肢体易抽筋疼痛、麻木，一旦下雨受潮受寒，肢体疼痛更加厉害。此时应该怎么办呢？除了服用常规药物以外，我们还可以从饮食上进行调理改善。你可以选择乌梢蛇这味药，最擅舒筋络，关节僵硬可选它。

乌梢蛇为游蛇科动物乌梢蛇的干燥体，中国大部分地区有分布。

乌梢蛇是一味味甘、性平的祛风湿药，具有祛风、通络、止痉的作用，对中医辨证属于风湿痹证，出现四肢屈伸不利、麻木、抽筋、疼痛的患者可以使用。因为其善行走窜，尤宜于风湿顽痹（中医学又称为"历节病""痛风"，相当于西医学的"类风湿关节炎"）。

用法用量： 可用于泡酒、煲汤等，建议用量 6～12g。

注意事项： 乌梢蛇在使用时应注意血虚生风者慎服。

食-疗-妙-方

❶ 三蛇酒

材料：乌梢蛇、眼镜蛇、蝮蛇各等分，白酒适量。

制法：取以上三种蛇，放入缸中，加入白酒，浸泡 10～15 日即成。每次服 25～50mL，每日 2 次。

适应证与原理：本品适用于风湿痹痛、类风湿关节炎。眼镜蛇、蝮蛇均为毒蛇，祛风湿、通经络作用较强，乌梢蛇与二者同用，其效尤佳。

❷ 定命散

材料：乌梢蛇、白花蛇各 60g，蜈蚣 2 条。

制法：以上三味药共研为细末，每次服 10g，温酒调服。

适应证与原理：本品适用于破伤风、风毒内侵、项强直、身体强直。白花蛇和蜈蚣均有较强的祛风定惊、攻毒的作用，乌梢蛇与二者共用，可协同奏效。

本品温酒调服，可增强辛散祛风的力量。

❸ 红花乌梢蛇酒

材料：乌梢蛇 1 条，红花 15g，白酒 1000g。

制法：乌梢蛇活杀，去内脏，置瓶中，加红花、白酒密封 2 个月即成。

适应证与原理：本品适用于风寒湿型腰肌劳损。乌梢蛇"内走脏腑，外彻皮肤，透骨搜风，截惊定搐"，可祛风寒湿痹；红花有活血化瘀止痛之功。二者共用，可主治风寒湿型腰肌劳损。

化湿类

砂仁
——最是温和能理气，除湿止泻要靠它

夏令梅雨季节，我们常会感到全身乏力、肢体困重，胃胀不想吃东西，这是何原因呢？这多属于中医学所说的湿阻中焦证。这类患者会有胸闷腹满、食欲不振、消化不良的症状。有什么好的食疗方可以进行调理呢？我们推荐砂仁这味药食两用的佳品，最是温和能理气，除湿止泻要靠它。

砂仁为姜科植物阳春砂、绿壳砂或海南砂的干燥成熟果实，盛产于我国广东、广西、福建等地。

砂仁是一味味辛、性温的化湿药，具有化湿开胃、温脾止泻、理气安胎的作用，对中医辨证属于湿阻中焦证，出现脘腹胀满、食欲不振、消化不良等症的患者有效；对中医辨证属于脾胃虚寒之呕吐、泄泻的患者也有效，对中焦寒湿气滞的患者尤为适宜。

用法用量： 可用于煮粥、泡茶、煲汤等，建议用量 3～6g。

注意事项： 砂仁长于温中行气，但由于其性温，故阴虚血燥、火热内炽者慎用。

食-疗-妙-方

❶ 砂仁茶

材料：砂仁适量。

制法：将砂仁放入茶杯中，用沸水冲泡，代茶饮，可连续冲泡3～5次。

适应证与原理：本品适用于脘腹胀满、食欲不振。砂仁具有健脾行气消胀的功效，尤其适用于腹胀、胃脘胀闷伴有食欲不佳或不思饮食的人群食用。

❷ 豆蔻砂仁荷叶饮

材料：白豆蔻2g，砂仁2g，荷叶半张。

制法：将白豆蔻、砂仁、荷叶洗净，荷叶切碎，一同放入砂锅中，加适量水，大火煮沸，改用小火煨20分钟，药汁当茶饮用。

适应证与原理：本品适用于消化不良、腹胀。白豆蔻辛香温散，善于化湿行气，适用于脾胃气滞之不饥食少；砂仁性温，主入脾胃经，善温理脾胃之滞气，具有化湿开胃的作用；荷叶具有良好的化湿作用。三者合用，功能化湿行气、消食除胀、调和脾胃，尤适用于痰湿体质人群，脂肪肝、高脂血症伴有腹胀、大便黏腻等不适的人群。

❸ 砂仁粥

材料：砂仁3g，粳米100g。

制法：砂仁研末备用；粳米淘洗干净，放入砂锅，加适量清水，大火煮沸，小火熬至粥稠，放入砂仁末，再煮1～2分钟即成。

适应证与原理：本品适用于多种呕吐。砂仁性温，主入脾胃经，能温中除湿止呕，可用于多种呕吐，尤其擅长治疗脾胃虚寒之呕吐。

❹ 砂仁猪肚汤

材料：砂仁10g，三七9g，猪肚100g。

制法：将猪肚用沸水洗净，刮去内膜，去除气味，与砂仁、三七一起放入锅中，加水适量，烧沸后文火煮约2小时，调味后饮汤吃肉。

适应证与原理：本品适用于气滞血瘀型痛经。猪肚性微温，可补虚损，适合经期女性食用；砂仁味辛、性温，能散能通，尚能行气和中，故能用于气滞

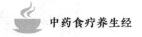

血瘀证；三七性微温，善于活血化瘀，广泛用于血瘀经闭、痛经。本品可行气醒胃、祛瘀止痛，治疗气滞血瘀型痛经。

藿香
——暑湿感冒效最佳，呕吐泄泻都找它

盛夏时节，常有人出现恶寒发热、神情疲倦，还伴有呕吐泄泻的现象，这是何原因呢？这属于中医学所说的暑湿证，多因夏季贪冷纳凉，易外感风寒，内伤生冷，而出现发热倦怠、头痛、脘腹痞满、呕吐泄泻等症状。此时应该怎么办呢？你可以选择藿香这味药食两用的佳品，暑湿感冒效最佳，呕吐泄泻都找它。

藿香为唇形科植物广藿香的干燥地上部分，盛产于中国广东，常称"广藿香"。

藿香是一味味辛、性微温的化湿药，具有芳香化浊、和中止呕、发表解暑的作用，对中医辨证属于暑湿感冒，出现发热倦怠、头痛、脘腹痞满、呕吐泄泻等患者有效，为治暑月外感风寒、内伤生冷之要药。藿香味辛、性微温，能健运脾胃、和中止呕，对各种呕吐均可使用，尤其适合于脾胃湿浊引起的呕吐。其气味芳香，能化湿浊，亦可治疗湿阻中焦所致的泄泻。

用法用量：可用于煲汤、焗、煮等，建议用量3～10g。

注意事项：藿香辛散微温，故阴虚血燥者不宜服用。

食·疗·妙·方

❶ 香佩饮

材料：藿香 20g，佩兰 10g，水翁花 30g，鹅不食草 15g。

制法：将上述药材洗净后加水 1000mL，煮至 500mL，代茶饮。分 2 次服。

适应证与原理：本品适用于中暑。藿香善于化湿浊、止呕吐；佩兰祛中焦秽浊陈腐之气，两药相伍，共奏化湿解暑之功，用于治疗夏令暑伤、湿浊中阻的呕恶、胸闷、腹满等症。水翁花清热解毒，祛暑生津，消滞利湿；鹅不食草有散邪解毒之功。本品具有发表解暑的功能，可治疗夏令暑伤。

❷ 藿香砂仁煲猪肚

材料：藿香 20g，砂仁 10g，猪肚 1 个（约 500g），生姜 5 片。

制法：猪肚洗净，切成小条；藿香、砂仁、生姜洗净，将上述食材放入锅内，加水 2000mL，煮 2 个小时，调味即可。

适应证与原理：本品适用于脾胃虚寒之呕吐。藿香既善化湿，又能和中止呕，最适宜治疗湿浊中阻之呕吐；砂仁可温理脾胃之滞气，具有良好的化湿开胃作用，可治疗脾胃虚寒之呕吐；生姜能温胃散寒、和中降逆以止呕，适用于多种呕吐，为"呕家圣药"，尤宜于胃寒呕吐。三味药性温，且均能治疗呕吐，合用可增强止呕之功，尤宜于脾胃虚寒之呕吐。

❸ 藿香丁香焗肉桂

材料：藿香 10g，丁香 3g，肉桂 3g。

制法：藿香、丁香加水煮至 100mL 后，加入肉桂一同焗 10 分钟即可饮用。

适应证与原理：本品适用于脾胃虚寒之呕吐。肉桂辛散温通，能行气血、通经脉、散寒止痛，为治寒凝疼痛的要药；丁香长于温中散寒、降逆止呕，为治胃寒呕吐、呃逆之要药。二者均有辛温助阳之功，相伍能温中降逆、散寒止

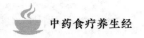

痛，再配以能运脾胃、化湿浊、止呕吐的藿香，能健运脾胃而止呕。

❹ 藿香马齿苋煲瘦肉

材料：藿香 20g，马齿苋 250g，猪瘦肉 250g。

制法：将藿香、马齿苋和猪瘦肉加水 1500mL，煮 1 小时即可。

适应证与原理：本品适用于小儿秋季腹泻。藿香性温，具有止泻功效，对于肠炎、中暑、换季、饮食不节等引起的腹泻有很好的疗效；马齿苋性寒，可凉血止痢、解毒消肿；猪肉味甘、性平，可补虚强身，是病后体弱的滋补佳品。

利水渗湿类

茯苓

——利水渗湿又健脾，水肿痰饮都找它

当我们看到一些人眼睑、头面或者四肢浮肿，就大概可以判断其为日常所说的水肿。水肿还会有一些相关症状，如腹水、面色㿠白、四肢瘦削等。此时除了服用常规药物以外，可以采用食疗的方法进行调理。茯苓这味药食两用的佳品，利水渗湿又健脾，水肿痰饮都用它。

茯苓为多孔菌科真菌茯苓的干燥菌核，盛产于我国云南、安徽、湖北等地。茯苓是一味味甘淡、性平的利水渗湿药，具有利水渗湿、健脾、宁心的作用，可用于寒热虚实所致的多种水肿、小便不利。茯苓既能利水又能健脾，使水湿无所停、痰饮无所聚，亦为治痰之良药。

用法用量：可用于煎、煮、煲汤等，建议用量 10 ～ 15g。

注意事项：茯苓由于其性泄利，故阴虚而无湿热、虚寒滑精、气虚下陷者慎服。

食-疗-妙-方

❶ 茯苓饼

材料：茯苓、大米粉、白砂糖适量。

制法：茯苓研细末，将茯苓粉、大米粉、白砂糖倒入面盆中搅匀，加水调成糊状，用平底锅，以微火摊成薄煎饼。

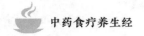

适应证与原理：本品适用于水肿。茯苓善于利水，为利水渗湿要药，可治疗寒热虚实所致的多种水肿、小便不利。

❷ 太子参茯苓瘦肉汤

材料：茯苓 10g，太子参 15g，白扁豆 10g，麦芽 15g，山楂 6g，陈皮 3g，猪瘦肉 100g，生姜适量。

制法：药材洗净、浸泡；猪瘦肉切成小块，将上述食材与适量生姜一起放入炖盅，加开水 250mL，加盖隔水炖 1 小时左右。

适应证与原理：本品适用于小儿脾胃虚弱，脾胃运化不良。太子参能益脾气、养胃阴，常用于治疗脾气虚弱，胃阴不足证；茯苓入脾经，能健脾补中；白扁豆是一味功善健脾化湿的补气药；麦芽和山楂入脾胃经，善于消食化积；陈皮理气健脾，常用于脾胃气滞证。本品能健脾益气，治疗小儿脾胃虚弱，脾胃运化不良。

❸ 茯苓大麦粥

材料：茯苓 30g，大麦芽 30g，粳米 100g。

制法：将茯苓、大麦芽和粳米洗净，一同放入砂锅，加适量水，大火煮沸，小火熬煮成粥。

适应证与原理：本品适用于便溏、腹泻、食后腹胀。茯苓味甘淡、性平，能渗湿利水，健脾和胃。大麦芽可健胃消食，用于饮食积滞、消化不良、脘腹胀闷。加粳米制成茯苓大麦粥，具有补中益气、健脾渗湿的功效。

❹ 枸杞茯苓茶

材料：茯苓 5g，枸杞子 5g，红茶 6g。

制法：将枸杞子与茯苓共研为粗末，加红茶 6g，用开水冲泡 10 分钟即可。代茶饮。

适应证与原理：本品适用于慢性肾炎、尿路感染。枸杞子味甘、性平，具有补肝益肾的功效，有提高机体免疫力的作用；茯苓味甘、性平，可利水渗湿。

薏苡仁

——体内有湿，必用薏米

平时我们总说"湿气重"，那怎样算是湿气重呢？一看感觉，看每天起床时是不是有头昏，没有精神；二看大便，看大便是不是不成形、质黏；三看舌苔，看舌苔是否很厚、滑腻。若出现上述这些情况，可以判断体内有湿气。在这里，我们推荐薏苡仁这味祛湿佳品。

薏苡仁为禾本科植物薏苡的干燥成熟种仁，盛产于我国福建、河北、辽宁等地。

薏苡仁是一味味甘淡、性凉的利水渗湿药，具有利水渗湿、健脾止泻、除痹、排脓、解毒散结的作用。薏苡仁长于健脾利湿，对祛除体内湿气有很好的疗效，可治疗水湿内停，脾虚湿盛之水肿、小便不利，以及脚气浮肿和风湿痹证。

用法用量：可用于煮、泡酒、泡茶等，建议用量9～30g。

注意事项：薏苡仁在治疗中可渗利水湿，但由于其性质滑利，故孕妇忌用。

食·疗·妙·方

❶ 薏米山药粥

材料：薏苡仁10g，山药10g（鲜山药50g），大米100g。

制法：将薏苡仁、山药、大米洗净后加入适量清水，旺火煮沸，再改用小火熬煮成粥。

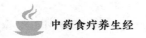

适应证与原理：本品适用于消化不良性腹泻。薏苡仁能渗利脾湿，又能补益脾土，为清补淡渗佳品；山药既补脾气，又益脾阴，为平补气阴之良药。两者均作用平和，补而不腻，相伍用可平补脾气，增强健脾渗湿之功。

❷ 薏米杏仁粥

材料： 薏苡仁、大米、杏仁、冰糖适量。

制法： 先将薏苡仁放入蒸锅蒸熟；大米淘洗干净后放入砂锅中大火煮开，沸腾后加入蒸好的薏苡仁，改用小火煮成黏粥，最后加入杏仁、冰糖，煮开即可。

适应证与原理： 本品适用于高尿酸者。薏苡仁可利水渗湿，有利水消肿、健脾祛湿、舒筋除痹、清热排脓等功效，为常用的利水渗湿药。本品有利水消肿、润肺止咳、补虚清心的功效，还能使体内的电解质平衡，有利于尿酸的排泄。

❸ 薏苡仁醪

材料： 薏苡仁100g，糯米500g，酒曲适量。

制法： 将薏苡仁煮成稠米粥，然后加入糯米煮成米饭，加酒曲发酵成酒酿。每日酌量食用。

适应证与原理： 本品适用于风湿性关节炎。薏苡仁有渗湿除痹之功，可舒筋脉、缓挛急，善治痹痛拘挛、脚气浮肿，因其性寒，尤以治湿热痹痛为宜。

❹ 薏米美容酒

材料： 薏苡仁粉100g，米酒400mL。

制法： 将薏苡仁粉加入米酒浸泡1周。每次服20mL，可用橘汁、柠檬汁或苹果汁等调和饮用。

适应证与原理： 本品适用于粉刺、色斑、肤色不均。薏苡仁是公认的美容食品，具有良好的美肤效果。本品可改善粉刺、色斑、肤色不均的情况。

❺ 薏苡仁银耳羹

材料：薏苡仁、莲子、银耳、蜂蜜适量。

制法：将薏苡仁用温水浸泡；莲子、银耳放入凉水中浸泡。锅内放水，放入薏苡仁、莲子煮至熟烂，再放入银耳煮 20 分钟，出锅后加蜂蜜调味即成。

适应证与原理：本品适用于粉刺、色斑、肤色不均。薏苡仁含有一定量的维生素 E，常食可以保持皮肤光泽细腻，美白肌肤，消除粉刺、色斑，改善肤色，并对于由病毒感染引起的赘疣等有一定的治疗作用。本品滋阴润肺、养胃生津，适宜面部扁平疣、痤疮、雀斑及皮肤干燥等。

❻ 薏米茶

材料：炒薏苡仁 10g，鲜荷叶 5g，山楂 5g。

制法：将以上材料用热水煮开，代茶饮。

适应证与原理：本品适用于降脂、减肥。现代研究表明，薏苡仁可促进甘油三酯分泌，从而有抵制肥胖的作用；荷叶则有良好的调血脂、减肥的作用；山楂能消食化积，可降低总胆固醇、甘油三酯，有一定的降脂作用。本品可降脂、减肥，改善人体高血脂及肥胖情况。

赤小豆

——常服赤小豆，祛湿又利尿

大家有没有试过按压小腿，若发现那里的肉凹陷不易恢复，或者脸部总是浮肿，这些都是中医学所说的水肿。此时怎么办呢？有什么好的食疗方法可以改善水肿情况呢？可以选择赤小豆这味祛湿佳品。常服赤小豆，祛湿又利尿。

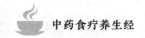

赤小豆为豆科植物赤小豆或赤豆的干燥成熟种子，前者盛产于广东、广西、江西等地，后者中国大部分地区均产。

赤小豆是一味味甘酸、性平的利水渗湿药，具有利水消肿、解毒排脓的作用。赤小豆能通利水道，使体内的湿气通过尿液排出体外，从而达到祛湿的效果，主治肾气虚衰，气化不利之水肿胀满、脚气浮肿、小便不利等症。

用法用量：可用于煮、煲等，建议用量 9 ～ 30g。

食·疗·妙·方

❶ 赤小豆茶

材料：赤小豆 30g，西瓜片 15g，玉米须 15g，冬瓜皮 15g。

制法：将赤小豆、西瓜片、玉米须、冬瓜皮捣烂，放入砂锅，加水煎煮 2 次，每次 30 分钟，然后合并汁液，冲成 300mL。每天服 3 次，每次 100mL。

适应证与原理：本品清热解毒、利水消肿，适用于肾炎水肿、小便不利、尿路感染等。

❷ 赤小豆粉葛煲鲮鱼

材料：赤小豆 100g，粉葛 750g，陈皮少许，鲮鱼 500g，生姜 3 片。

制法：赤小豆、陈皮洗净；粉葛削皮洗净、切块；鲮鱼处理干净后，慢火煎至微黄。将所有食材放入瓦煲内，加清水 2500mL，武火煲沸后，改为文火煲 2 小时，调味即可。

适应证与原理：本品适用于湿热内蕴证。赤小豆有清热解毒、利水除湿之功；粉葛能除脾胃虚火、生津止渴；鲮鱼有健筋骨、活血行气、逐水利湿的作用。本品清热泻火、祛湿润燥，尤其适用于湿热内蕴症见热毒痈疮、舌红苔黄者。

❸ 赤小豆冬瓜茅根饮

材料：赤小豆 30g，连皮冬瓜 150g，白茅根 30g。

制法：将赤小豆、连皮冬瓜、白茅根洗净，连皮冬瓜切成块状，加入适量清水后煎煮 45 分钟，调味即成。

适应证与原理：本品有清热祛湿、利尿消肿、减轻体重、降血脂的作用，适宜胃热、肺热、湿热及肥胖等人群。赤小豆含有大量治疗便秘的纤维，可润肠通便、健美减肥，还可消除水肿，增强机体免疫力；冬瓜含有丙醇二酸，控制体内糖类转化为脂肪，防止脂肪堆积，防止高血压，对减肥有良好的功效；白茅根是广东民间春夏间常用以入汤羹的药食兼备之品，为利水渗湿之物。

温里类

肉桂
——专治上热下寒，擅长引火归原

日常生活中，有一些人常腰膝冷痛、畏寒肢冷，但面色潮红、汗出，这种上热下寒的症状是何原因引起的呢？这多属于中医学所说的肾阳虚，多为虚阳上浮，下不能温煦所致。这种情况，除了服用常规药物以外，从饮食方面是否有办法进行改善呢？可以选择肉桂这味药食两用的佳品，专治上热下寒，擅长引火归原。

肉桂为樟科植物肉桂的干燥树皮，盛产于我国广东、广西、海南等地。

肉桂是一味味辛甘、性大热的温里药，具有补火助阳、引火归原、散寒止痛、温通经脉的作用。肉桂专治上热下寒，因其有补火助阳的功效，对中医辨证属于肾阳虚证，出现腰膝冷痛、畏寒肢冷、夜尿频多、宫寒、阳痿、滑精、遗尿等症者适用；肉桂引火归原的功效，是指其具有使因肾阳亏虚所致上浮的虚阳下归于肾的作用，用治元阳亏虚，虚阳上浮的眩晕面赤、虚喘、汗出、心悸、失眠、脉微弱者。

用法用量：可用于煲汤、煮粥等，建议用量 1 ～ 5g。

注意事项：由于肉桂性大热，故阴虚火旺者（以心烦失眠、口燥咽干、盗汗遗精、两颧潮红、小便短黄、大便干结，或咳血、衄血，或舌体、口腔溃疡，舌红少津，脉细数等为常见症）忌服，有出血倾向者及孕妇慎用，不宜与赤石脂同用。

食·疗·妙·方

❶ 肉桂羊肉汤

材料：肉桂 8g，羊肉 500g，生姜 3 片，枸杞子 5g，油、盐、料酒适量。

制法：羊肉洗净切块，和肉桂、姜片、枸杞子一同放入锅中，加适量水煮沸，改用文火慢炖 1 小时，加油、盐、料酒调味即可。

适应证与原理：肉桂辛热，具有温肾助阳、引火下行的功效；羊肉可温中暖下、补气滋阴，两者结合，可治疗肾阳虚衰引起的腰痛、肢冷、宫寒、阳痿等。

❷ 肉桂大枣茶

材料：肉桂 3g，大枣 10 枚。

制法：将肉桂、大枣加适量水煎煮 20 分钟，代茶饮用。

适应证与原理：肉桂通过其热性温里助阳气升发，气行则血行，可温通经脉，加之大枣有补血之功，两者配合，可使气血通畅，补血益气，延缓衰老，有效改善贫血。

❸ 肉桂山楂粥

材料：肉桂 10g，山楂 5g，大米 100g，红糖适量。

制法：将肉桂和山楂放入锅中，加适量水煎煮 20 分钟，取水煎液，再和大米煎煮至稀稠状，加红糖调味即可。

适应证与原理：本品适用于痛经，可缓解不适。肉桂可温通经脉，行气活血，并能温散体内寒邪，加之山楂亦能入肝经而通气血，共奏活血祛瘀、散寒止痛的功效。另外，红糖性温、味甘，入脾经，具有益气补血、健脾暖胃、缓中止痛、活血化瘀的作用。

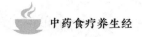

❹ 肉桂红糖茶

材料：肉桂 5g，红糖 12g。

制法：将肉桂、红糖放入锅中，加适量水煎煮 15 分钟，代茶饮。

适应证与原理：肉桂为辛热之品，温通血液经脉，使寒邪得去；红糖含有多种营养成分，易于人体吸收消化，可温补气血、活血散瘀，两者配合使用，可以有效改善产后虚寒引起的血瘀疼痛。

丁香

——温中止呕缓胃痛，降气止呃能力佳

日常生活中有胃病的人不在少数，经常看到一些人易出现呕吐、呃逆的症状。这多属于中医学所说的脾胃虚寒。这类患者平素易感到脘腹冷痛、食少吐泻。脾胃虚寒的患者要注意少吃一些不易消化及寒凉的食物。除了注意饮食及服用常规药物以外，有没有好的食疗方可以改善这些症状呢？可以选择丁香这味药食两用的佳品，可以温中止呕、缓胃痛、降气止呃。

丁香为桃金娘科植物丁香的干燥花蕾，习称公丁香，盛产于坦桑尼亚、马来西亚、印度尼西亚。

丁香是一味味辛、性温的温里药，具有温中降逆、补肾助阳的作用，适用于脾胃虚寒之食少吐泻，胃寒呃逆、呕吐，为治胃寒呕吐、呃逆之要药。因其能温中散寒止痛，亦可以治疗胃寒脘腹冷痛。

用法用量： 可用于煎、煮等，建议用量 1 ～ 3g。

注意事项： 由于丁香性温，故热证及阴虚内热者忌用；不宜与郁金同用。

食·疗·妙·方

❶ 丁香粥

材料：丁香 5g，生姜 3 片，大米 80g，红糖适量。

制法：将丁香加适量水文火煎煮 20 分钟，取水煎液，和大米、姜片、红糖一起放入锅中，文火煎煮至稀稠状即可。

适应证与原理：丁香辛温走窜力较强，善于祛除脾胃之寒；大米性味甘平，煮粥可补中益气、健脾养胃。两者合用，可有效缓解虚寒引起的呕吐、腹痛等症状。

❷ 丁香橘皮饮

材料：丁香 3g，陈皮 6g。

制法：将丁香和陈皮放入锅中，加适量水煎煮 30 分钟，代茶饮。

适应证与原理：丁香芳香理气醒脾胃，有祛寒止痛之功；陈皮行气导滞，有助于食物消化，促进脾胃功能的健运。两者合用，共奏理气和胃消食之效。

❸ 丁香笋菇鸡

材料：丁香 10g，笋片 15g，香菇 25g，鸡肉 500g，胡椒粉 5g，生姜 3 片，油、盐适量。

制法：鸡肉洗净、切块，将全部材料放入锅中，加适量水煮沸，再改用文火煎煮 1 个小时，加油、盐调味即可。

适应证与原理：丁香辛温行散，富含挥发油成分，可促进胃液分泌，祛除胃中寒气而止冷痛；笋片属低脂肪、高纤维食品，可促进肠胃蠕动消化；香菇味道鲜美，营养丰富，可提高机体免疫能力；加之鸡肉性温，有补益气血之功。本品可祛除体内寒邪，对腹中胀痛、呃逆等有一定疗效。

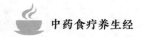

❹ 丁香茶

材料：丁香适量。

制法：取丁香适量放置于茶杯中，开水加盖冲泡 10 分钟，适温后用丁香水反复漱口，每日 3 ～ 5 次，口中再含 1 ～ 2 粒丁香，可除异味。

适应证与原理：本品适用于口臭。丁香辛温发散，香气浓郁，在消除口中臭味的同时，可消炎杀菌，保护口腔健康。

花 椒

——麻辣口味，最能祛胃寒

由于天气转冷、感寒食冷，很多人会出现胃部冷痛、腹泻等不适，时隐时现，长此以往还会出现全身倦怠无力、四肢怕冷等症状，这是何原因呢？这多属于中医学所说的脾胃虚寒。这类患者平素易出现脘腹冷痛、饮食不化所致呕吐，并多伴有胃部寒凉感，得温得按症状可缓解。此外，妇女平素脾胃虚寒者，还会出现恶阻，兼有面色苍白、肢冷蜷卧等症状。此时应该怎么办呢？除了服用一些胃药以外，有什么好的食疗方法进行调养？可以选择花椒这味药食两用的佳品，最能祛胃寒。

花椒为芸香科植物青椒或花椒的干燥成熟果皮，盛产于辽宁、河北、四川。

花椒是一味味辛、性温的温里药，具有温中止痛、杀虫止痒的作用。对中医辨证属于胃虚寒证，出现胃寒冷痛、腹泻、胃寒呕吐及胃寒恶阻的患者可以使用。

用法用量：可用于煮、炸、卤、酱及烧烤等，建议用量 3 ～ 10g。

注意事项：由于花椒辛散温燥，故阴虚火旺（出现咽干口燥、心烦易怒、舌红苔少，或心悸多梦、小便短赤，或面红目涩、大便干结，或干咳少痰，或骨蒸潮热等表现）的患者忌用，孕妇慎用。

食-疗-妙-方

花椒姜枣茶

材料：花椒 7 颗，生姜 15g，大枣 10 枚，红糖适量。

制法：以上材料加水煎服，代茶饮。

适应证与原理：花椒、生姜均可温中散寒，花椒又可除湿止痛，大枣可养血安神，共用可以暖胃散寒、芳香健胃，缓解腹部疼痛，对阳虚寒凝所致痛经尤为适用。

另外，在烹饪鱼类或猪肉、牛肉、狗肉等肉类时，可加入适量花椒，以增添香味和麻辣口感，尚能促进食欲，解油腻，除体内寒湿，减轻肠胃负担。此外，麻辣常常作为川菜里不可或缺的味道，被大众所接受。

胡椒

——健胃止痛最佳调味品

现在越来越多的人因生活不规律，饮食无节制，劳倦过度或食用生冷、肥甘厚味等食物而导致胃脘冷痛、胸膈胀满、呕吐泄泻、食欲不振等。这属于中医学所说的脾胃虚寒。这类患者平素易出现饮食消化不良或减少、腹中冷痛或胀痛、喜温欲按、四肢不温及大便稀溏、水肿，女性还会出现白带异常等症状。除了一些药物治疗以外，可以选择胡椒这味药食两用之品进行食疗。胡椒是健胃止痛的佳品。

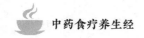

胡椒为胡椒科植物胡椒的干燥近成熟或成熟果实，盛产于广东、广西、云南。

胡椒是一味味辛、性热的温里药，具有温中散寒、下气、消痰的作用。对中医辨证属于脾胃虚寒证，出现胃脘部冷痛泄泻，或胀满疼痛，或脾胃运化功能低下者可以使用。胡椒在食物烹饪中可以除腥提鲜、健胃消食、解油腻，能温通中焦脾胃，亦能散寒止痛；此外，对于感受风寒、淋雨者尚可祛寒解表。

用法用量：可用于煮、炸、卤、酱及烧烤等，建议用量 1～3g。

注意事项：由于胡椒性味辛热，故阴虚火旺者（出现咽干口燥、舌红苔少，或心悸多梦，或面红目涩、大便干结等表现），或由于血压高而导致眼底动脉出血、痉挛等眼疾，或咽喉炎症、痔疮、疖肿的患者忌用，孕妇慎用。

食-疗-妙-方

❶ 胡椒猪肚汤

材料：胡椒 15g，猪肚 1 个（约 300g），生姜 5 片，油、盐适量。

制法：猪肚用油、盐反复刷洗干净，胡椒捣碎，和姜片、盐一起装进猪肚，可用牙签封口，加适量水煎煮，煮沸后改用小火慢炖 1 小时。待猪肚放凉后切片，调味即可食用。

适应证与原理：猪肚甘温补虚，以形补形，可补胃之虚损；胡椒辛热，善温散脾胃虚寒，祛寒而止冷痛。两者同煮，可温胃散寒止痛、健运脾胃、强身健体。

❷ 薏米胡椒猪肚汤

材料：胡椒 10g，薏苡仁 50g，大枣 12 枚，猪肚 1 个（约 300 个），生姜 5 片，油、盐适量。

制法：猪肚用油、盐反复刷洗干净并切片，胡椒捣碎，和薏苡仁、大枣、生姜片一起放入锅中，加适量水煎煮，煮沸后改用小火慢炖 1 小时，调味即可。

适应证与原理：猪肚甘温补虚，可补气血虚损；胡椒辛热，善于温散脾胃虚寒，温养脾胃；薏苡仁性凉，可利水除湿；大枣温补气血，共奏补益之效，促进产后身体机能的恢复。

高良姜
——最擅温胃又散寒，胃中冷痛要选它

日常生活中，我们常听到一些人说心口窝不舒服，感觉胃里胀满，冷痛不适，这是什么原因呢？这多属于中医学所说的寒邪犯胃。这类患者平素不喜食物，常腹中冷痛急剧，嗳气呃逆，痞胀恶心呕吐，四肢不温，遇寒疼痛更加厉害，得温就有所缓解。此时除了一些药物的常规治疗以外，可以选择高良姜这味药食两用的佳品。高良姜最擅温胃又散寒，胃中冷痛可选。

高良姜为姜科植物高良姜的干燥根茎，盛产于广东、海南。

高良姜是一味味辛、性热的温里药，具有温胃止呕、散寒止痛的作用。对中医辨证属于寒邪犯胃证，出现胃脘部冷痛，或呕吐泄泻、嗳气吞酸，或脾胃运化功能低下的患者可以使用。高良姜在食物烹饪中可以添香调味，入胃经而温胃散寒，止冷痛。

用法用量：可用于煮、炸、卤、酱及烧烤等，建议用量3～6g。

注意事项：由于高良姜性味辛热，其辛辣之性不亚于生姜，多食或久食易耗伤津液，故阴虚有热者（出现咽干津少、舌红苔少，或颧红潮热、大便燥结等表现）忌用，湿热体质者（出现面垢油光、身重困倦、口苦苔黄、带下黄浊等表现）应慎用或少用。

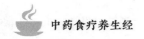

❶ 高良姜炖鸡

材料：高良姜 10g，陈皮 3g，草果 3g，胡椒 2g，鸡肉 500g，葱 2 根，油、盐适量。

制法：鸡肉洗净、切块，加水煮沸后，加入高良姜和陈皮等调味品，小火慢炖 1 小时，用油、盐调味后即可食肉喝汤。

适应证与原理：鸡肉甘温，滋补气血；高良姜性味辛热，温胃散寒，可提高人体免疫力，两者配合使用，可散寒以除胃中冷痛。

❷ 高良姜香附茶

材料：高良姜 5g，香附 10g，红糖适量。

制法：将高良姜、香附粉碎成粉末，装入滤纸包，用开水冲泡 10 分钟后代茶饮，可以红糖调味。

适应证与原理：高良姜、香附皆芳香温热，可温胃散寒止痛，共制成茶，适于慢性胃炎患者饮用。

❸ 高良姜猪脊骨粥

材料：高良姜 10g，薏苡仁 30g，杜仲 10g，桑寄生 20g，猪脊骨 250g，粳米 120g，生姜 3 片，油、盐适量。

制法：高良姜、薏苡仁、杜仲、桑寄生加水煎煮 20 分钟，取水煎液去渣，再加猪脊骨、粳米、姜片继续慢炖 40 分钟，以油、盐调味即可。

适应证与原理：高良姜辛热散寒止痛，薏苡仁甘淡利水渗湿，加之杜仲、桑寄生温补肾阳，猪脊骨有益精填髓之功，粳米平补使脾胃易于吸收，共用则能有效缓解寒湿所致腰肌劳损。

干姜

——温胃补阳又化饮，肺寒腹冷皆可用

日常生活中，我们经常会看到这样的情况：有些人常嗜食生冷或感染风寒后出现恶寒发热、咳嗽喘息反复、痰多清稀，经久不见转好，这是为什么呢？这多属于中医学所说的外寒内饮。这类患者平素形体寒冷、咳嗽多喘、咳吐痰多、无汗、舌苔白滑，甚则面色无华浮肿、小便清长。此时应该怎么办呢？可以选择干姜这味药食两用的佳品，在使用常规药物的同时进行辅助调养。

干姜为姜科植物姜的干燥根茎，盛产于贵州、湖北、四川、广东等地。

干姜是一味味辛、性热的温里药，具有温中散寒、回阳通脉、温肺化饮的作用。对中医辨证属于外寒内饮证，出现咳逆喘满、久咳不愈、遇寒更甚、痰吐清稀、腹中冷痛的患者可以使用。干姜在食物烹饪中可祛腥除味，温肺胃里寒，助阳气生化而化痰饮。

用法用量：可用于煮、炸、卤、酱及烧烤等，建议用量 3 ~ 10g。

注意事项：由于干姜辛热燥烈，易损耗津液，故阴虚内热（出现咽干舌燥、舌红苔少，或小便短赤、大便燥结等表现）或血热妄行（出现吐血、衄血、尿血、便血，或月经量多、崩漏等表现）的患者忌用。

食·疗·妙·方

❶ 干姜粥

材料：干姜 10g，粳米 100g，盐适量。

制法：干姜和粳米加水煎煮 30 分钟，以适量盐调味即成。食后可加衣盖被

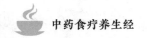

以发汗。

适应证与原理：干姜辛热，温暖脾胃，入肺经，可祛除体内寒气，散化内饮以止腹中冷痛、咳喘、畏寒等。加粳米可补中益气，便于消化吸收，治疗外寒内饮证。

❷ 干姜肉桂羊肉汤

材料：干姜 30g，肉桂 15g，羊肉 250g，油、盐适量。

制法：将以上 3 种材料一起放入锅中，加水小火炖煮 1 小时，至羊肉熟烂，以油、盐调味即可。

适应证与原理：羊肉温补，能补气血，加干姜、肉桂温里散寒，助生阳气。三者合用，可以有效缓解脾肾阳虚之四肢畏冷、脘腹冷痛等，还能预防风寒感冒。

❸ 姜红茶

材料：干姜 10g，红茶 10g，红糖 8g。

制法：干姜和红茶加适量水煎煮 10 分钟，以红糖调味，代茶饮用。

适应证与原理：干姜性热，可以促进人体的新陈代谢，增加产热量，温里散寒；红茶可温胃，促进体液代谢。两者合用，可以消除水肿，有助于减肥排便。

八 角

——腹中冷又痛，八角可帮忙

在日常生活中，有些人常嗜饮生冷、饮食无节或天气骤冷时，就会觉得腹部不适、喜温喜按、食欲不振。这多属于中医学所说的脾胃虚寒。这类患者平素极为怕冷，手脚冰凉，如果服食了生冷的食物，还会导致腹中挛急疼痛，遇冷加重，盖衣被可稍微减缓。此时应该怎么办呢？除了一些药物的常规治疗以外，可以选择八角这味药食两用之品。

八角为木兰科植物八角茴香的干燥成熟果实，盛产于我国广西、广东等地。

八角是一味味辛、性温的温里药，具有温阳散寒、理气止痛的作用。对中医辨证属于脾胃虚寒证，常感到腹中冷痛的患者可以使用。八角在食物烹饪中应用广泛，在菜肴中加入，可起到除异味、调口味、温脾胃、增进食欲的作用。

用法用量： 可用于煮、炸、卤、酱及烧烤等，建议用量 3 ～ 5g。

注意事项： 由于八角性温热，胃中有热（出现口干舌燥、牙龈肿痛、口舌生疮、小便黄等胃热表现），或阴虚火旺（人体阴液亏少，阳相对偏亢，出现五心烦热、手足心出汗等虚热表现）的患者忌用。

食-疗-妙-方

❶ 黄芪八角鱼丝

材料：黄芪 15g，八角 5g，草鱼 400g，韭黄 200g。

制法：黄芪、八角略洗，煎汁备用；草鱼去骨、皮，切丝去腥味处理后，加黄芪八角汁少许略腌制；草鱼丝上浆，下油锅滑炒，再加入煸炒过的韭黄、调料略翻即可。

适应证与原理：黄芪、八角、韭黄均为温热之物，草鱼性凉且具有滋阴的功效，这样寒温配合，阴阳双补，具有益气温胃、增强免疫力和预防流感的作用。

❷ 八角汤

材料：八角 10g。

制法：生八角洗净、捣碎，放入锅中，水煎后即可分 2 次服用。

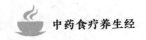

适应证与原理：本品适用于打嗝者。八角所含的茴香油，能刺激胃肠功能，促进消化液分泌，增加胃肠蠕动，有健胃、行气的作用，有助于缓解胃痉挛、疼痛，止呃逆。

另外，炖牛肉、兔肉、羊肉等肉类食物时，可以放入八角，其香味可被充分溶入肉类食物内，使肉类食物更加醇香，同时可以温胃散寒，对容易腹冷腹痛、疝气疼痛者有很好的调理效果。也可直接取八角10g，加酒煎服，或研末调白糖服用。

理气类

佛手

——形如佛之手，理气之珍品

日常生活中，有些人经常感觉胸闷不舒、胁肋胀痛、食之无味、不思饮食，以至于情志不舒畅，影响正常的学习和工作。这属于中医学所说的气滞。这类患者平素易消化不良、嗳气纳少、腹胀疼痛、咳痰不爽等。此时应该怎么办呢？除了一些药物的常规治疗以外，可以选择佛手这味药食两用的佳品，形如佛之手，却是理气之珍品。

佛手为芸香科植物佛手的干燥果实，盛产于我国四川、广东等地。

佛手是一味味辛苦酸、性温的理气药，具有疏肝理气、和胃止痛、燥湿化痰的作用。中医辨证属于气滞证，肝胃气滞，气机不畅之胸胁胀痛或脘腹疼痛的患者可以使用。佛手芳香行散，可理气和胃，增强脾胃的运化功能，又行气解郁，使心情舒畅。

用法用量： 可用于煮、炸、卤、酱及烧烤等，建议用量 3 ~ 10g。

注意事项： 由于佛手辛温香燥，易伤气血而助火，故阴虚火旺（出现阴亏津少，五心烦热、舌红苔少，或面红目涩、大便燥结等表现），或无气滞症状的患者忌长期服用。

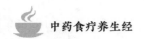

❶ 佛手粥

材料：佛手 10g，粳米 100g，冰糖适量。

制法：佛手加水小火煎煮 15 分钟，取水煎液待用；将水煎液和粳米、冰糖一起放入锅中，小火慢炖成稀糊状即可。

适应证与原理：佛手辛温善理气，疏通肝胃气滞以行气止痛，可缓解气滞引起的胸胁、脘腹胀痛。

❷ 荷叶佛手排骨饭

材料：佛手 20g，干荷叶 1 张，排骨 250g，粳米 200g，生姜 3 片，油、盐适量。

制法：荷叶浸润，佛手加水适量煎煮 15 分钟，取汁 200mL 浸泡粳米 15 分钟；排骨洗净、切块，和姜片、油、盐腌制 15 分钟，粳米和排骨一起倒入荷叶中，隔水蒸煮 30 分钟即可。

适应证与原理：本品味香鲜美，有行气清热解郁、燥湿化痰止咳之功。其中荷叶清热养阴生津，佛手疏肝理气化痰，两者一寒一温，加之排骨滋补，营养价值极高，共奏化痰止咳之效。

❸ 佛手炒西芹

材料：佛手 10g，西芹 200g，香菇 15g，油、盐适量。

制法：佛手加适量水煎煮 20 分钟，取汁 150mL；西芹洗净、切片；香菇洗净、浸润切丝。锅中放油，将西芹和香菇一起放入锅中翻炒，再加入佛手汁翻炒，以盐调味，收汁即可。

适应证与原理：佛手苦温，可沉降肝火，疏泄肝气；西芹清热平肝；香菇富含多种微量元素，味道鲜美，可提鲜添味。本品具有一定的降血压作用。

❹ 佛手普洱茶

材料：佛手 3g，普洱茶 3g。

制法：取佛手、普洱茶冲泡 10 分钟，代茶饮。

适应证与原理：佛手行气、和胃、燥湿，加之普洱茶芳香清热解毒，益气降脂，两者可清理肠胃，暖胃消食通便，还能减肥，缓解便秘。

玫瑰花

——理气并活血，常服气血通

现代生活的节奏加快，有些人经常失眠多梦，皮肤黯淡无华，长黄褐斑，经期极为不规律，情绪容易烦躁。这多属于中医学所说的气滞血瘀。这类患者平素易倦怠乏力，腹胀冷痛，痛有定处，四肢畏冷，易导致宫寒、囊肿等妇科疾患。此时该怎么办呢？可以选择玫瑰花这味药食两用的佳品，理气并活血，常服气血通。

玫瑰花为蔷薇科植物玫瑰的干燥花蕾，盛产于我国江苏、浙江。

玫瑰花是一味味甘、性温的理气药，具有行气解郁、和血、止痛的作用。中医辨证属于气滞血瘀证，出现月经过多、面部色斑，或气机不畅之痛经患者可以使用。玫瑰花芳香解郁，气行则血行，可以美容养颜，调经止痛，促进血液循环，温养心肝血脉，安神，消除疲劳。

用法用量：可用于煮、炸、卤、酱及烧烤等，建议用量 3 ～ 6g。

注意事项：由于玫瑰花性温，活血破气，故血虚（出现面唇无华、心悸失眠、头晕眼花等表现），或气虚（出现少气懒言、呼吸短促、身疲肢倦等表现）的患者少服，虚火旺盛者（咽喉肿痛、便秘等）及孕妇忌用。

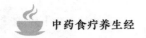

食-疗-妙-方

❶ 二花调经茶

材料：玫瑰花 9g，月季花 9g，红茶 3g。

制法：将以上三味药粉碎成粗粉，开水适量冲泡 10 分钟即可，不拘时饮用。

适应证与原理：玫瑰花和月季花均味甘、性温，可活血散瘀调经，芳香解郁，温通则化瘀止痛；红茶富含茶多酚类物质，促进血液循环，杀菌消炎，增加人体自由基，延缓衰老，共同改善瘀血停滞所致的经期不调或疼痛等症状。

❷ 玫瑰花粥

材料：玫瑰花 20g，糯米 100g，冰糖适量。

制法：玫瑰花粉碎成粗粉，糯米洗净后倒入锅中，加适量水，煮沸后改用小火慢炖 20 分钟，然后加入玫瑰花，并以冰糖调味，煮沸 5 分钟即可。

适应证与原理：玫瑰花甘温，气味浓郁，可温通气血，行气解郁，加之糯米健脾和胃，寓消于补，有效调理由于肝气不能正常疏泄引起的疼痛、失眠等。

❸ 玫瑰香附白芍饮

材料：玫瑰花 6g，香附 12g，白芍 10g。

制法：以上三味药加适量水煎，每日 1 次口服。

适应证与原理：玫瑰花芳香行气，疏泄肝气；香附辛散以理气，温散胃寒；加之白芍可柔肝止痛，三味理气药共同发挥治疗气滞疼痛的作用。

❹ 玫瑰香附饮

材料：玫瑰花 10g，香附 5g。

制法：将二药煎汤 10 分钟，代茶饮用。

适应证与原理：玫瑰花与香附均能调理肝气，解郁，行气而止胀痛，缓解肝气郁结于胸胁的疼痛。

薤白

——胸痹心痛，必用薤白

日常生活中，我们经常会看到有的人出现胸部憋闷、疼痛牵引肩背部、左臂尤甚、心悸时痛如针刺等症状。这属于中医学所说的心脉痹阻。这类患者多受寒邪内侵或饮食失调，聚湿成痰，气滞和痰阻使血行不畅，心脉失于温养，不通则瘀则痛，多有舌质紫暗，甚者面部和唇部也出现暗紫色。此时，一些药物的常规治疗必不可少，同时可以选择薤白这味药食两用的佳品。胸痹心痛，必用薤白。

薤白为百合科植物小根蒜或薤的干燥鳞茎，盛产于我国河北、江苏、湖北等地。

薤白是一味味辛苦、性温的理气药，具有通阳散结、行气导滞的作用。对中医辨证属于心脉痹阻证，出现膻中或左胸部阵发性沉闷或绞痛、脘腹冷痛的患者可以使用，古有"心病者宜食薤"的说法。薤白辛行温通，通心阳之闭结，气行则血液运行，使心脉得以温通。

用法用量： 可用于煮、炸、卤、酱及烧烤等，建议用量 5～10g。

注意事项： 由于薤白辛散温燥，故气虚胃弱（出现少气懒言、呼吸短促、饮食不化、身疲肢倦等表现），或阴虚发热（出现五心烦热、汗出烦渴等表现）的患者忌用。

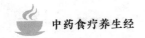

① 薤白粥

材料：薤白 10g，粳米 100g，生姜 2 片，油、盐适量。

制法：粳米洗净放入锅中，加入适量水，煮沸后加入薤白和姜片，改用小火慢炖 20 分钟至稀糊状，油、盐少许调味即可。

适应证与原理：薤白辛散行气，通阳散结，善于温通心脉阳气，调养心脏血脉的流动，还能温散阴寒以缓解痉挛疼痛，粳米尚能养胃益气，有效改善胸痹、心痛等疾病。

② 薤白三七鸡肉汤

材料：薤白 60g，三七 12g，陈皮 6g，母鸡肉（连骨）500g，生姜 3 片，油、盐、料酒适量。

制法：三七捣碎，鸡肉洗净、切块，将鸡肉、三七、陈皮、姜片一起放入锅中，加适量水，煮沸后改用小火慢炖 1 小时，再加入薤白及油、盐、料酒少许调味，煮沸 3 分钟即可。

适应证与原理：薤白辛香行气，温通心阳以散气滞、血滞引起的心脉痹阻，加之配伍三七可活血散瘀止痛，"化瘀而不伤正"；陈皮能健运脾胃，温散寒痰，共同发挥保护心脑血管的作用；而鸡肉温补血脉，促进人体造血功能，与中药相得益彰。

刀豆

——形似肾，也补肾

日常生活中，有些人经常手脚冰冷，头晕耳鸣，小便频繁，腰膝酸痛有发凉感，晚上睡觉的时候出汗难眠等，特别是在中老年人群中，这种现象普遍存在，这是怎么回事呢？这属于中医学所说的肾阳虚。书中有云"肾为先天之本"，这类患者多是素体免疫力低下，寒气入里而肾阳虚衰，不能温煦下焦，失于温养，出现腰部酸痛、耳鸣、神疲倦怠，还会出现阳痿早泄或宫寒不孕等。此时除了一些药物的常规治疗以外，可以选择刀豆这味药食两用的佳品，形似肾，也补肾。

刀豆为豆科植物刀豆的干燥成熟种子，盛产于我国江苏、湖北、安徽。

刀豆是一味味甘、性温的理气药，具有温中、下气止呃、温肾助阳的作用。对中医辨证属于肾阳虚证，出现肾虚腰痛、肢体畏冷、听力下降或耳鸣、性欲下降，或经期不调的患者可以使用。刀豆甘温补益，入肾经而温通助阳，促进人体的新陈代谢，缓解肾虚引起的疲劳不适。

用法用量：可用于煮、炸、卤、酱及烧烤等，煎汁内服时，建议用量6～9g。

注意事项：由于刀豆温燥，故胃热盛（出现口舌生疮、牙龈肿痛、大便燥结等表现），或湿热质（出现面垢油光、舌苔黄腻、小便短赤、大便黏滞等表现）的患者慎用。

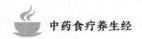

❶ 刀豆猪腰汤

材料：猪腰 1 个，刀豆 6 ～ 8 粒，生姜 1 片，料酒 1 汤匙，油、盐适量。

制法：猪腰切片洗净并剔除白色筋膜，加姜片、料酒、盐搅拌待用；刀豆打碎，加适量水煎煮 10 分钟后，再倒入猪腰煮汤 5 分钟，加油、盐调味即成。

适应证与原理：本品适用于肾气虚衰引起的腰部疼痛。中医讲究以形补形，刀豆和猪腰都形似人体肾脏，兼有补益之效，刀豆善温中益肾，温固阳气，缓解疲劳乏力；猪腰可补腰肾，滋养肾水，温通止痛。

❷ 刀豆炒香菇

材料：鲜刀豆 250g，香菇 50g，油、盐适量。

制法：刀豆洗净切段，香菇浸泡至软，洗净切丝，将刀豆和香菇一起倒入七分热的油锅中翻炒，加适量水继续翻炒至收汁，加盐调味即可。

适应证与原理：本品适用于脾肾阳虚型肺源性心脏病。刀豆性味甘温，兼可补益脾肾，还能行气活血；香菇可提高免疫力，延缓衰老，两者配合使用，可改善心脉血液的正常运行。

消食类

山楂
——消食又健胃，还能行气血

随着现代生活水平的不断提高，丰盛的菜肴中少不了各种肉食，肥甘厚腻之品会使饮食积滞于肠胃，常常饱腹胀满、腹痛泄泻，或儿童不喜欢吃饭等。这是什么原因呢？这属于中医学所说的食滞胃脘，又称"伤食证"。这类患者多是饮食无节制，出现脾胃的运化功能下降，消化不良，脘腹胀痛。此时可以选择山楂这味药食两用的佳品，消食又健胃，还能行气血。

山楂为蔷薇科植物山里红或山楂的干燥成熟果实，盛产于我国山东、河南、河北等地。

山楂是一味味酸甘、性微温的消食药，具有消食健胃、行气散瘀、化浊降脂的作用。对中医辨证属于伤食证，出现油腻肉食积滞、食滞不化、泄泻腹痛，或产后瘀阻腹痛的患者可以使用。山楂酸甜可口，可增进食欲，促进食物消化，减轻食积疼痛或血瘀引起的痛经等。

用法用量：可用于煮、炸、卤、酱及烧烤等，建议用量 9～12g。

注意事项：由于山楂酸性较强，易伤及肠胃，易收敛太过，故胃酸分泌过多（出现易饥饿、反胃、胃溃疡、慢性胃炎等）的患者慎用，孕妇慎用。

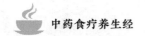

❶ 大山楂饮

材料：山楂 100g，炒麦芽 15g，炒六神曲 15g，蜂蜜适量。

制法：将山楂、炒麦芽、炒六神曲一起倒入锅中，加适量水煎煮，煮沸后，改用小火煎煮 20 分钟取汁，加蜂蜜调服，不拘时。

适应证与原理：本品适用于伤食证。山楂、炒麦芽、炒六神曲三者同为消食药，以山楂为主，兼有健运脾胃、消化饮食之功，改善由于食积引起的食欲不振、消化能力低下、腹痛等。

❷ 山楂陈皮饮

材料：山楂 20g，陈皮 5g，红糖适量。

制法：将山楂和陈皮打碎，加适量水煎煮 15 分钟，红糖适量调味即可，多次温服。

适应证与原理：山楂可行气活血；陈皮行气以宣发肺气，促进痰饮的排出，从而化痰止鼾。

❸ 山楂泥

材料：鲜山楂 1000g，红糖 250g。

制法：将山楂洗净切片后，加适量水煎煮，煮沸后改用小火煎煮 15 分钟，再加入红糖，煮至稀糊状即可冷却入罐保存。经前 3 ～ 5 天服用直至经后 3 天停止，每日早晚各服 30mL。

适应证与原理：山楂性温入肝经血分，可行气血以解郁，软化血管以活血散瘀；红糖补益气血，活血调经，行温补之性而善于止痛。两者结合，可以有效缓解行经期间的血瘀疼痛。

❹ 山楂茶

材料：山楂 10g。

制法：山楂加适量开水代茶饮。

适应证与原理：山楂含有大量的维生素和微量元素，归脾胃经，以消食、化浊降脂，还能扩张血管，促进体内脂肪代谢及胆固醇的排泄，从而降低血脂。

❺ 山楂饮

材料：山楂 20g，荷叶 10g，薏苡仁 10g，陈皮 10g，冰糖适量。

制法：将上药加适量水煎煮 20 分钟，取汁，加适量冰糖调服，每日 2 次。

适应证与原理：本品适用于减肥。山楂可开胃消食，促进脂肪的代谢；荷叶苦凉，可清暑热、除烦渴，促进大肠蠕动，防止脂肪堆积；薏苡仁可行利水消肿、祛除湿热之功；陈皮理气以健脾运化，消除痰饮积滞，合用可减肥。

麦芽

——淀粉类食物的最佳消食品

古语有"饥不暴食"，到了现在人们更喜欢用"饭吃八成饱"。但是日常生活中总是有些人觉得八成饱不够饱，便多嘴多吃了一些，结果导致胃里食积胀满不消化，久之还会造成睡眠不好、手脚心发热的情况。这通常就是中医学所说的"积食郁热"，这里的"食"特指米、面、薯、芋类的淀粉性食物。那么，对于由于面食积滞在胃中造成脘闷纳呆、吞酸吐泻的情况，除了药物的治疗以外，食疗也是必不可少的一个环节。麦芽就是具有针对性的一味药食两用的药物，能够改善米面食积所致的胃部不适反应。

麦芽，又称大麦芽、大麦蘖，为禾本科植物大麦的成熟果实经发芽干燥的炮制加工品，主要生长在我国的北方地区。

麦芽是一味味甘、性平的消食药，具有行气消食、健脾开胃、回乳消胀的功效，对于食积不消、脘腹胀痛、乳汁淤积、肝郁胁痛的患者可以食用。麦芽在食疗中用途广泛。

用法用量：可用于煲粥、煲汤、代茶饮，建议用量 10～15g；若起通乳作用，用量宜少，每次 10g；若起回乳作用，用量宜大，每次 60g。

注意事项：阴虚火旺、痰火哮喘者不宜食用。

食·疗·妙·方

❶ 麦芽山楂鸡蛋羹

材料：麦芽 15g，山楂 20g，山药 15g，鸡蛋 2 个，盐、淀粉适量。

制法：麦芽洗净，山楂切半，山药切段，以上三味药放入锅内，加入适量清水，文火煮约 1 个小时，过滤取药液备用。鸡蛋去壳，搅拌均匀；淀粉加入适量水搅拌成糊状。药液加热煮沸后倒入蛋液和淀粉糊，边倒边搅拌，最后加入适量盐调味。

适应证与原理：本品适用于食欲减退、胃脘胀满。山楂酸甘、微温，入脾、胃、肝经，具有消肉食积滞、散瘀血的功效；山药味甘、性平，入脾、肺、肾经，具有补脾养胃、补肾涩精的功效，可以缓和服用山楂导致的胃酸情况；鸡蛋的营养价值很高，其所含的蛋白质能很好地被人体吸收。几味食材互补，具开胃消食、健脾养胃的功效，对食欲减退、食入难消、胃脘胀满、大便稀溏者有效。

❷ 炒麦芽茶

材料：炒麦芽 25g，绿茶 5g。

制法：将炒过的麦芽与茶叶一起放入杯中，加入沸水冲泡 10 分钟即可饮用，不拘时。

适应证与原理：本品可助消化，开胃消食，解郁健脾。炒制后的麦芽增强了健脾消食和中的功能，绿茶中含有的茶多酚、儿茶素、叶绿素、维生素等营养成分可起到清热解暑、消食化痰、解腻减肥的功效，亦可以增加食欲，对于患有厌食症的患者更为适用。

❸ 麦芽母鸡汤

材料：麦芽 60g，老母鸡 1 只，熟猪油 15g，高汤、胡椒粉、葱、姜、盐适量。

制法：母鸡洗净剁块备用，麦芽炒熟后包入纱布中。将母鸡放入锅中，加入葱、姜，开火煎至鸡皮中的鸡油沥出，鸡肉稍变颜色后向锅里倒入高汤、麦芽布包，加胡椒粉和盐调味，小火炖煮 1 个小时左右，取出麦芽包后即可食用。

适应证与原理：本品适用于断奶回乳。麦芽不仅对米饭积食有助消化的作用，炒制之后其性更加温和，走散之力较生品强，更能推动疏肝健脾之功，对于妇女断乳或乳汁郁积造成的乳房胀痛有良好的疗效。但是麦芽用量少有通乳之效，如果想回乳，可加大麦芽的用量，通乳则减少用量。老母鸡的生长周期长，体内所含的营养物质比较多，脂肪含量高，煲汤味道极佳，对于产妇、年老体弱及久病体虚还兼有畏寒风重，虚不受补的患者，能起到补气补血、祛风的功效。

莱菔子

——行气消胀首选

日常生活中，进食太多或太杂乱，往往会气胀气鼓，腹满疼痛，吐不出来又排不出去，积于腹中特别难受。这属于中医学所说的食积气滞。这类患者平素饮食无节，脾失健运，水谷物质积滞不化，不易下行，或肠道蠕动减慢。此时应该如何解决？可以选择莱菔子这味药食两用的佳品，行气消胀效果好，常服可治肠腑不通。

莱菔子为十字花科植物萝卜的干燥成熟种子，全国各地均产。

莱菔子是一味味辛甘、性平的消食药，具有消食除胀、降气化痰的作用。对中医辨证属于食积气滞证，出现饮食停滞胀痛，以及食积所引起便秘或泻痢等的患者可以使用。莱菔子味辛行散，有消食除胀之功，其质油润，能促进食物的消化和肠道的排空，缓解腹中胀满疼痛。

用法用量： 可用于煮、炸、卤、酱及烧烤等，建议用量 5 ～ 12g。

注意事项： 由于莱菔子辛散而耗气，故中气虚弱（出现身疲困倦、少气懒言等表现），以及无食积、痰滞的患者慎用，且不宜与人参同用。

食-疗-妙-方

❶ 莱菔子茶

材料：莱菔子 6 ～ 9g。

制法：莱菔子用文火炒至略焦、闻有香气时取出放冷，去皮取仁碾碎，冲入开水中，饭前服用。

适应证与原理：本品适用于肝脾不和，黄褐斑。中医学又将黄褐斑称为"肝斑"，形成的原因大多由于肝脾不和所致。而莱菔子长于利气治痰，能调和脾胃，升降气机，炒后的莱菔子性能主升，更起到疏肝解郁的功效，使情志顺畅、肝气通畅、脾胃升降气机畅达。

❷ 莱菔子粥

材料：莱菔子 15g，粳米 100g。

制法：粳米洗净，浸泡 30 分钟，沥干；莱菔子装纱布袋中，放入锅中，加适量水煎煮，煮沸后改小火煎煮 15 分钟，取水煎液和粳米慢熬成粥状。每日 2 次服食。

适应证与原理：本品适用于小儿伤食、腹胀。莱菔子行气、消食，化除胃中胀气，气行则水行；而粳米温中养胃，补益胃气以助莱菔子行利水之功，缓解身体水肿的症状，即可利水消肿。

❸ 莱菔子玉竹烩鸡蛋

材料：莱菔子 10g，玉竹 8g，鸡蛋 2 枚，生姜 1 片，油、盐适量。

制法：莱菔子和玉竹一起倒入锅中，加适量水煮沸，改用小火煎煮 15 分钟，滤渣取水煎液，将鸡蛋去壳，和姜片加入水煎液中煮熟，最后加入油、盐调味即可。

适应证与原理：本品适用于脾胃虚弱。莱菔子甘平，行气消除食积，促进肠胃的消化功能，加之玉竹养胃生津，皆宜改善胃肠道环境，与鸡蛋合用，补虚，养血，以健运脾胃。

止血类

小蓟

——尿中有血，必用小蓟

日常生活中，有些人常出现身体潮热、咽喉干燥、心烦口渴、小便涩痛、尿中带血。这属于中医学所说的血热尿血。这类患者平素机体热气偏盛，邪热入里，或性格暴躁，或喜欢辛辣食物，在体内郁而化热，进而下注膀胱，形成尿血。此时除了一些药物的常规治疗以外，可以选择小蓟这味药食两用的佳品，尿中有血，必用小蓟。

小蓟，又称刺儿菜，为菊科植物刺儿菜的干燥地上部分，全国大部分地区均产。

小蓟是一味味甘苦、性凉的止血药，具有凉血止血、散瘀解毒消痈的作用。对中医辨证属于血热尿血证，血热妄行之吐血、衄血、便血、尿血、崩漏等多种出血效果好，对尿血的患者尤为适用。小蓟寒凉以清血分之热，利尿以泻血分之火，可清热解毒凉血，以收止血之效。

用法用量： 可用于煮、炸、卤、酱及烧烤等，建议用量 5 ～ 12g。

注意事项： 由于小蓟属寒凉之品，脾胃虚寒（出现脘腹冷痛、喜温欲按、饮食不化、大便稀溏等表现）而无瘀滞的患者慎用。

食-疗-妙-方

❶ 小蓟炖鸭

材料：小蓟 20g，鸭肉 500g，生姜 2 片，料酒 1 汤匙，油、盐适量。

制法：鸭肉切块洗净，加姜片、料酒搅拌，小蓟冷水浸泡 30 分钟后，再和鸭肉一起倒入锅中，加适量水慢炖 30 分钟，油、盐调味即可。

适应证与原理：本品适用于血热尿血。鸭肉甘寒，善滋补阴血，其滋润之性有利于小便的排泄，加上小蓟清血分之热以凉血，两者兼能清热、利尿，以达到治疗目的。

❷ 黑鱼白及小蓟汤

材料：小蓟 20g，白及 10g，黑鱼 300g，生姜 2 片，油、盐适量。

制法：将小蓟、白及用纱布包扎，黑鱼切片洗净去杂，一起倒入锅中，加姜片、加水适量煎煮 30 分钟，油、盐调味即可食用。

适应证与原理：本品适用于痔疮出血。黑鱼属滋补之品，为水生生物，味甘、性寒，健脾益气利水，而小蓟、白及兼有止血功效，清大肠湿热以凉血。三者配合使用，可清泄血热，缓解痔疮。

❸ 刺儿菜粥

材料：粳米、刺儿菜（小蓟）各 100g，葱末、盐、味精、香油适量。

制法：刺儿菜择洗干净，入沸水锅焯过，冷水过凉，捞出切细。粳米洗净，用冷水浸泡半小时捞出，沥干水分。取砂锅加入冷水、粳米，先用旺火煮沸，改用小火煮至粥将成时，加入刺儿菜，待滚，用盐、味精调味，撒上葱末，淋上香油，即可盛起食用。

适应证与原理：本品适用于黄疸、肝炎、热淋、尿血。小蓟具有凉血止血、祛瘀消肿的功效，配上粳米，有助于胃肠蠕动。

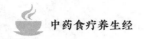

槐花

——大便有血，必用槐花

日常生活中，有些人大便困难，几天不排一次，排便不规律或不通畅，有排便不尽感，更甚者会有血液从肛门流出，有时粪便带血，伴有肛裂疼痛等。这属于中医学所说的血热便血。这类患者平素消化系统功能低下，饮食无节，邪热入里化热，血热进而下移大肠，形成便血。此时有什么好的办法可以解决吗？正确的食疗方法可以标本兼治。我们推荐槐花这味药食两用的佳品，大便有血，必用槐花。

槐花为豆科植物槐的干燥花，全国大部分地区均产。

槐花是一味味苦、性微寒的止血药，具有凉血止血、清肝泻火的作用。对中医辨证属于血热便血证，血热妄行之吐血、衄血、便血、尿血、崩漏等多种出血效果好，对便血、痔疮出血的患者尤为适用。槐花苦寒降泄，入大肠经，清大肠火盛，可减轻大便燥结和痔疮疼痛等，以收止血之效。

用法用量：可用于煮、炸、卤、炒等，建议用量 5～10g。

注意事项：由于槐花寒凉，脾胃虚寒（出现脘腹冷痛、四肢畏冷、大便稀溏等表现），以及阴虚发热（出现身热汗出、津少烦渴、五心烦热等表现）而无实火的患者慎用。

食·疗·妙·方

❶ 槐花蛤蜊

材料：槐花 10g，蛤蜊 500g，生姜 3 片，料酒 1 汤匙，油、盐适量。

制法：槐花用水煎煮 10 分钟，取 200mL 水煎液待用；清水中加入少许油，放入蛤蜊令其吐泥沙。锅中放油，加姜片爆香后，倒入蛤蜊进行翻炒，盖上锅盖，等蛤蜊部分开口后加入槐花水煎液，加盐调味，炒干收汁即可出锅。

适应证与原理：本品适用于血热便血。蛤蜊肉质鲜美，营养丰富，其性滋润，可助生津液，兼有软坚、散结之功；槐花能清大肠之火，以凉血止血，对于经常便秘而且大便涩痛的患者，两者共奏缓解血热便血之功。

❷ 槐花粥

材料：槐花 20g，粳米 100g，油、盐适量。

制法：槐花炒干后研细；粳米洗净并用冷水浸泡半小时，捞出，沥干水分后，于锅中加入水和粳米，煮沸后改用小火慢炖 20 分钟，并加入槐花细粉，油、盐少许调味，煮沸 5 分钟即可食用。

适应证与原理：本品适用于痔疮。槐花清热凉血，粳米其性平和，补益脾胃，煮粥亦能养胃，易消化，减轻大肠负担，并在槐花苦寒降泄的作用下，缓解痔疮疼痛或出血的症状。

❸ 槐花鸡蛋汤

材料：槐花 20g，鸡蛋 2 枚，生姜 1 片，油、盐适量。

制法：槐花炒干后研细，另加少许油润锅至七分热，鸡蛋去壳放入锅中，同时均匀撒入槐花，翻转待鸡蛋煎至七分熟，再加入 300mL 水煮至沸腾，加盐调味即成。蛋和汤同时服用。

适应证与原理：本品适用于女性月经过多、崩漏。肝火旺盛导致血热妄行之月经量增多，槐花性寒入肝经可清热泻火，标本同治，加上鸡蛋甘平之性，滋润养血，经煎炒之品尚有止血之功，两者一张一弛，使生理周期趋于平衡，达到治疗的效果。

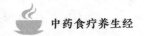

白茅根

——凉血又利尿，尿中有血不可少

有一些人会出现血尿的情况，这是怎么回事呢？这属于中医学所说的血淋。这类患者在日常生活中会经常出现面红目赤、舌红、尿中有血的现象。此时应该怎么办？除了服用常规药物以外，还可以选择白茅根这味药食两用的佳品。经常服食白茅根，凉血又利尿，尿中有血不可少。

白茅根为禾本科植物白茅的干燥根茎，在全国大部分地区均有产出。

白茅根是一味味甘、性寒的止血药，具有凉血止血、清热利尿的作用。对于中医辨证属于血淋、面红目赤、舌红、尿中有血的患者可以使用。

用法用量： 可用于煮粥、泡茶等，建议用量 30 ～ 50g。

注意事项： 由于白茅根性寒，脾胃虚寒（出现纳呆腹胀、脘腹痛而喜温喜按、口淡不渴、四肢不温、大便稀溏，或四肢浮肿、畏寒喜暖、小便清长或不利、妇女白带清稀而多等表现），以及溲多不渴的患者忌用。

食-疗-妙-方

❶ 白茅根炖鲜藕

材料：白茅根 30g，鲜藕（带藕节）300g，白糖 30g。

制法：将鲜藕、白茅根洗净，去泥沙，鲜藕去皮、留节，切成薄片，白茅根切成 4cm 长的段；将鲜藕、白茅根置于锅内，加水 800mL，武火烧沸后，改为文火炖 35 分钟，加入白糖即成。

适应证与原理：本品适用于咳嗽咯血、热病口渴。白茅根性寒，有凉血止血、清热利尿的作用；鲜藕性凉，具有清热凉血的作用，藕含有大量的单宁酸，具有收缩血管的作用，可用来止血。

❷ 茅根粥

材料：白茅根 30g，大米 150g，白糖 20g。

制法：将白茅根洗净，放入瓦锅内，加水 500mL，用中火熬煮 25 分钟，去药渣，留汁液；大米淘洗干净，放入锅内，加白茅根药液，再加清水500mL，置武火上烧沸，再用文火煮 35 分钟，加入白糖即成。

适应证与原理：本品适用于急性肾炎，小便不利、尿血。白茅根性寒，归肺、胃、小肠经，可凉血止血、清热利尿，用于血热吐血、衄血、尿血、热病烦渴等，起泻火的功效。大米味甘，调理脾胃，有助于药效的发挥。

❸ 茅根饮

材料：鲜白茅根 50g，荸荠 100g，白糖 30g。

制法：将白茅根、荸荠洗净，荸荠去皮，切片；二味放入锅内，加水2000mL，用武火烧沸后，再用文火煎煮 25 分钟，滤去药渣，加入白糖拌匀即成。多次频饮。

适应证与原理：本品适用于热病伤津之口渴。《名医别录》中讲白茅根"下五淋，除客热在肠胃，止渴"。白茅根性寒，能清热利尿。荸荠质嫩多津，可治疗热病津伤口渴之证，起到解暑止渴的作用。

槐米

——清肝降压的花蕾

肝火旺这个名词很多人都不陌生，如果发现一个人脾气暴躁，老是发脾气，

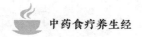

我们往往会说这个人肝火旺。一般来说，肝火旺都会有头晕、面红、目赤、口干舌燥、身体闷热、脾气不好易怒等症状。那么我们如何选择合适的食材进行调理呢？这时可以考虑槐米——一朵清肝降压的花蕾。

槐米为豆科植物槐的干燥花蕾，盛产于河南、山东、山西、陕西、安徽等地。

槐米是一味味苦、性微寒的止血药，具有凉血止血、清肝泻火的作用，对血热所致的痔血、便血或目赤、头胀头痛及眩晕等肝火上炎症状的患者尤为适宜。作为保健食品，槐米在延缓衰老、抗菌消炎、抗癌防癌、排毒养颜、提高免疫力等方面亦有一定的作用。

用法用量： 煎汤代茶饮，建议用量 5 ～ 10g。

注意事项： 槐米也有一定的副作用，如脾胃虚弱的人不适合饮用，此外，阴虚发热，症见口干体瘦、食少倦怠、头痛时作时止、遗精盗汗、骨蒸销铄、唇红颧赤、咳嗽痰血者不能服用。脾胃虚寒及阴虚发热而无实火者慎用。

食·疗·妙·方

❶ 决明槐米茶

材料：槐米、鲜槐花、菊花各 9g，决明子 6g。

制法：以上材料共水煎服或泡水代茶饮。

适应证与原理：本品适用于高血压、头晕、目赤肿痛。槐米茶香气自然，可凉血止血，清肝泻火。中医临床中槐花用于血热出血证最为适宜；肝火上炎所致的目赤、头胀头痛及眩晕等，轻者单味煎汤代茶饮即可。而槐米茶作为一种保健茶品，针对血压高、高血脂、痔疮出血、吐血等，坚持服用，症状可得到改善，现代临床亦常用于高血压属于肝火炽盛者。

❷ 槐米饼

材料：槐米约 200g，粑粑面 300g（玉米面添加大豆面），鸡蛋 2 个，糖、盐和小苏打适量。

制法：槐米入开水中焯 2 分钟，捞出过凉水，浸泡半天以上，中间换几次水，过后捞出，挤干水分备用。粑粑面添加鸡蛋、糖和盐及少量小苏打，视情况添加少量水，拌匀后，反复揣面，并添加槐米拌匀。锅内刷薄油，取面糊双手团成团，放入锅内，均匀压扁，小火慢煎，底面煎黄后，翻面继续小火煎另一面，双面煎黄后铲出即可。

适应证与原理：本品适用于肝火旺盛，头痛目赤。槐米具有清肝泻火、凉血止血的功效，槐米中的芦丁成分能改善毛细血管的功能，保持毛细血管正常的抵抗力，预防因毛细血管脆性过大、渗透性过高引起的出血、高血压、糖尿病等。经常食用槐米也能预防出血。

❸ 槐米粥

材料：槐米 10g，粳米 30g，红糖适量。

制法：将槐米洗净放入锅中，加入适量水煮沸，去渣留汁。把槐米汁与粳米一同放入锅中，武火煮沸，文火慢熬，共煮为粥即成。

适应证与原理：本品适用于痔疮出血、大便下血、血热型月经过多。槐米可以清肝泻火、凉血止血，可以治疗赤白下痢、风热目赤等症，在温和的粳米帮助下缓和其寒性，起到凉血止血兼养胃的作用，扩大了服用人群。

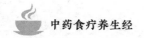

活血化瘀类

桃仁

——活血化瘀又润肠，癥瘕痞块能消除

在平素生活中，我们时常会听到一些人说自己总是腹部疼痛，有时疼痛的位置感觉按着有包块，有时又按不到，这是为什么呢？其实这属于中医学所说的癥瘕痞块。这类患者在日常生活中经常会出现疼痛如针刺、固定、拒按、夜间加重的现象，有些人还会出现大便色黑如柏油状。此时应该怎么办呢？除了使用常规药物以外，我们可以从饮食上进行调理吗？你可以选择桃仁这味药食两用的佳品。常服桃仁，活血化瘀又润肠，癥瘕痞块能消除。

桃仁为蔷薇科植物桃或山桃的干燥成熟种子，在全国各地均普遍栽培。

桃仁是一味味苦甘、性平的活血化瘀药，具有活血化瘀、润肠通便的作用。对于中医辨证属于癥瘕痞块，出现疼痛如针刺、固定、拒按、夜间加重的患者可以使用。

用法用量： 可用于煮粥等，建议用量 6～20g。

注意事项： 由于桃仁味苦降泄，便溏（大便不成形、形似塘泥）的患者及孕妇忌用。

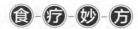

❶ 桃仁粥

材料：桃仁 10g，大米 50g。

制法：将桃仁捣碎加水煎煮，去渣取汁备用；大米淘洗干净，与桃仁汁一起煮成稀粥即可。

适应证与原理：本品适用于肠燥便秘。桃仁味苦甘、性平，入心、肝、大肠经，可润肠通便。大米具有补中益气、健脾胃的功效。二者配合使用，可起到健脾胃又通肠的作用，有效治疗肠燥便秘。

❷ 桃仁丹参炖鲫鱼

材料：桃仁、丹参各 6g，鲫鱼 300g，绍酒 10g，盐 3g，鸡精 2g，姜 4g，葱 8g，胡椒粉 3g，鸡油 25g，醋 3g，酱油 5g。

制法：桃仁去皮、尖并洗净，丹参润透后切成薄片，鲫鱼宰杀后去鳃、鳞、肠杂等洗净，姜切片，葱切段；桃仁、丹参放入锅内，加水 300mL，用中火煮 25 分钟，停火，去渣留液；药液放入锅内，加入鲫鱼、姜、葱、绍酒、盐、鸡精、鸡油、醋、酱油、胡椒粉炖熟即成。

适应证与原理：本品适用于月经不调。桃仁味苦甘，具有化瘀的作用；丹参可活血散瘀；鲫鱼味甘、性微温，能补脾开胃，利水除湿，滋补气血。上述食材合用，则活血化瘀效果更佳。

❸ 红花桃仁煲墨鱼

材料：红花、桃仁各 6g，鲜墨鱼 200g，芹菜 200g，西兰花 100g，冬菇 50g，酱油、料酒各 10g，姜、葱各 5g，盐 3g，油 50g，鸡汤 500mL。

制法：红花洗净，桃仁开水焯透去皮，冬菇洗净切成两瓣，鲜墨鱼洗净后切成 3cm 的方块，芹菜切成 3cm 的长段，西兰花撕成小花朵，葱切段，姜切片；将炒锅置于武火上烧热，加入油，烧至六成热时，加入葱、姜爆香，放入鲜墨鱼，加入料酒、盐、酱油、冬菇、西兰花、芹菜、红花、桃仁炒匀，然后加入鸡汤，用文火煲至浓稠，熟透即成。

适应证与原理：本品适用于阴血不足所致的月经过少。红花、桃仁可活血化瘀，墨鱼可滋阴养血，芹菜可养血补虚，西兰花可补肾填精。上述食材共用，可滋补气血。

化痰止咳类

昆布

——专攻软坚散结消痰，善治瘿瘤瘰疬痰核

有的人因工作和生活不如意，出现情绪低落，郁郁不得志，这种情况持续久了，颈项处有时会出现结块，如果不注意饮食，过度的食用一些肥甘厚腻的食物，这种情况会加剧。这个结块叫作瘰疬、瘿瘤。中医学认为这是因为情志不畅、肝气郁结影响脾的运化功能，使痰热内生（在皮下肿起即称痰核），则在颈项部结成硬块，而油腻之物更容易生痰生火，加重病情。对于这种瘰疬、瘿瘤、痰核，有一味专攻此病的药食两用佳品，那就是海带，学名昆布。

昆布的样子如同一个巴掌，四肢向外伸开，故又叫作"鹅掌菜""五掌菜"。昆布是海带科植物海带或翅藻科植物昆布的干燥叶状体，盛产于我国辽宁、山东、福建、广东等地。

昆布是一味味咸、性寒的化痰药，具有软坚散结、消痰利水的功效。对于中医临床上讲到的肾气虚衰、湿热内盛、瘰疬瘿瘤、痰核聚结（指的是淋巴结处有脓肿、甲状腺肿瘤、皮下有结块）的患者可以使用。这类患者容易体质虚弱，大怒之后便觉无力，同时还有水肿、小便困难的情况。我们经常将海带作为一种美食，饮食中加入海带，不仅可以减少对于食盐的摄入，减少高血压病的发生，还能润色泽、增食欲。

用法用量：可凉拌、烹煮、作汤，建议用量在15g左右。

注意事项：昆布偏寒，入胃经，故脾胃虚寒者（口淡不渴、四肢不温、大便稀溏）不宜食用。

食·疗·妙·方

❶ 昆布绿豆汤

材料：昆布、绿豆、红糖适量。

制法：将昆布、绿豆加水同煮，沸后加红糖调味即可。

适应证与原理：本品可用于除痱解毒止痒，散瘿瘤、瘰疬、痰核。昆布有软坚散结，消瘰疬、瘿瘤、痰核的功效。绿豆可清热解毒、消暑。

❷ 白糖腌海带

材料：海带、白糖适量。

制法：水发海带洗净切断，入水煮熟后捞出，加入白糖拌匀，腌渍一日即可食用。

适应证与原理：本品适用于慢性咽炎。海带经白糖腌渍后有化痰功效，对改善慢性咽炎的症状有很好的效果。

❸ 昆布话梅饮

材料：昆布粉适量，话梅1颗。

制法：将少量的昆布粉同1颗话梅用开水浸泡，每日2次服用。

适应证与原理：本品适用于肥胖者，有利于瘦身。肥胖者体内多有痰湿，昆布可消痰利水，加上话梅则酸甜可口，加快脂肪代谢，利于减肥。

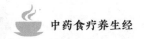

杏仁

——只要咳嗽，必用杏仁

日常生活中，人们难免会因各种原因而患感冒，如果不及时吃药或者提前预防，脏腑功能失调，伤及肺气，就会导致咳嗽。这是什么原因呢？中医学认为这是由于肺气不清，失于宣肃，上逆作声而引起咳嗽。这种由外感所致的咳嗽，起病急、病程短，但若是由于脏腑功能失调，这种内因所致的咳嗽，则起病慢、病程长，反反复复，不易治愈。那么，应该如何解决这个问题呢？不管是哪种程度、哪种类型的咳嗽，建议可以常备一味"零食"，那就是杏仁。

杏仁为蔷薇科植物山杏、西伯利亚杏、东北杏或杏的干燥成熟种子，盛产于山东、河南、河北、山西、内蒙古等地。

杏仁是一味味苦、性温的化痰止咳平喘药，具有止咳平喘、润肠通便的功效。对中医辨证属于肺虚咳嗽，平素感觉胸闷、气喘、咳嗽，或大便干结，堵塞肠道，左下腹部稍有硬块，轻按便有痛感的患者可以使用。

用法用量： 杏仁可炒菜、入糕点、熬粥等，建议用量 3～10g。

注意事项： 杏仁含有苦杏仁苷，经分解后可产生氢氰酸，过量服用氢氰酸会导致中毒，甚至死亡。所以，苦杏仁要少吃，尤其是孕妇、婴儿不宜食用。大便溏泻者食用杏仁易导致病情加重；肠胃虚弱者（肠胃炎、消化功能紊乱、呃逆、反酸等）平时应少食杏仁。

食·疗·妙·方

❶ 杏仁粥

材料：杏仁 10g，大米适量。

制法：将杏仁稍碾碎，与大米一同加水煮成粥即可。可稍加冰糖调味。

适应证与原理：本品有止咳平喘的功效，用于外感风寒所致的咳嗽、痰多偏白、大便干结等。健康人食用亦可起到防病强身的作用。

❷ 杏仁奶豆腐

材料：杏仁 50g，牛奶 250mL，桂花 8g，鱼胶粉 20g，冰糖适量，蜂蜜 2 勺。

制法：杏仁磨成粉，兑入 200g 的清水中打磨成杏仁浆，然后倒入 100mL 左右牛奶；在另一只碗中放入鱼胶粉，倒入 150mL 牛奶拌匀。将拌好的杏仁浆放入锅中，加入少许冰糖，开火煮至沸腾后加入拌好的鱼胶粉搅拌化开，关火后过一遍筛，倒入模具中撇清泡沫，等待 3 个小时成型后切块。将桂花、蜂蜜用少许白开水拌匀，淋在杏仁豆腐上即可。

适应证与原理：牛奶被誉为"白色血液"，矿物种类含量丰富，是人体钙的最佳来源；鱼胶粉是经鱼鳔、鱼皮所加工的蛋白质凝胶，能够促进新陈代谢，抗氧化，起到除皱、美白的作用；桂花散寒破结，化痰止咳；蜂蜜补中益气，润肠通便，二者与杏仁同用，可增强止咳平喘润肠之功。

❸ 蜜饯双仁

材料：杏仁 250g，核桃仁 250g，蜂蜜 500g。

制法：杏仁放入锅中炒至色黄，加水煮约 1 小时后，再放入核桃仁，至水快烧干时，加入蜂蜜拌匀后，再次加热，沸腾后停火即可。

适应证与原理：本品可缓解寒气入肺所致的肺寒气喘、肺燥干咳。核桃仁性温，归肾、肺、大肠经，能够补肾、温肺、润肠，还能益寿养颜、抗衰老，

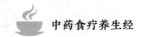

孕妇食用对胎儿智力发育有神奇功效。蜂蜜性平，补中润燥。

❹ 杏仁薏苡仁鸡蛋汤

材料：杏仁 30g，薏苡仁 60g，鲜鸡蛋 3 只，鱼腥草 50g，大枣、蜂蜜适量。

制法：杏仁和薏苡仁磨粉，大枣去核，同放入锅中，加水约 1000mL，大火煮沸后改小火煮 1 小时；取另一只锅，放入鱼腥草，加适量水煮 30 分钟后去渣取汁，冲入鸡蛋和蜂蜜，与薏苡仁、杏仁、大枣汤混合即可。

适应证与原理：本品可用于治疗肺燥所致的肺痈、肺结核、肺脓肿等。薏苡仁能够除痹排脓，治疗肺痈、肠痈；鱼腥草主治肺痈吐脓、痰热喘咳。

紫苏子

——降气消痰润肠，咳逆上气必选

由于气候变化或者换季时，不能及时更换衣服，有人就会因感受外邪而出现咳喘症状，即咳逆上气。其病因大多离不开肺、肾、脾三脏，且还有虚实之分：因外感病邪，肺实气闭，痰饮内停而导致的喘咳胸满、呼吸迫促、不能平卧等，为实证；因肾气虚而不能摄纳肺气所致的咳喘面浮肿、脉浮无力，为虚证。这时应该怎么办呢？不管实证还是虚证，若要降气，我们推荐一味可以药食两用的紫苏子。紫苏子，降气消痰润肠，咳逆上气必选。

紫苏子为唇形科植物紫苏的干燥成熟果实，盛产于我国湖北、江苏、湖南等地。

紫苏子是一味味辛、性温的止咳药，具有降气化痰、止咳平喘、润肠通便的功效。对中医辨证属于寒痰壅肺证，容易咳嗽气喘、气机上逆不下、肠燥便秘的患者可以使用。

用法用量：可以做面食、做汤，建议用量 3 ～ 10g。

注意事项：因紫苏子偏于降气，且善发散，故对于一些脾虚泄泻（面色萎黄、四肢发冷且倦怠、大便稀薄）的患者禁止使用。

食-疗-妙-方

❶ 紫苏子粥

材料：紫苏子、大米适量。

制法：大米加水煮粥，临熟前加入适量紫苏子搅拌均匀即可。可适量加冰糖调味。

适应证与原理：本品适用于风寒感冒。紫苏子具有止咳平喘、降气化痰的功效，能够很好地改善风寒感冒的不适症状。

❷ 三子饮

材料：紫苏子、莱菔子、白芥子各等份。

制法：将上述材料放在锅里微微炒一下，打碎，混合均匀，每次取 10g 左右，泡水服。

适应证与原理：本品对顽固性咳嗽、支气管哮喘、肺心病等痰壅气逆食滞者具有较好的效果。其中，紫苏子味辛、性温，可降气止咳；莱菔子善治痰壅喘咳；白芥子可消痰，三者合用，可化痰降逆、化食消积。

❸ 紫苏麻仁粥

材料：紫苏子 10g，麻子仁 10g，粳米 100g，冰糖适量。

制法：将紫苏子、麻子仁捣烂后加水慢研，滤汁去渣，再同粳米煮为稀粥食用。可加适量冰糖调味。

适应证与原理：粳米性质平和，具有滋补之效；麻子仁更具有润下通肠的功效，且力缓不伤身；紫苏子不仅可以增强润肠之功，而且借助粳米的滋补功效，更能发挥其行气和胃之功，对于妊娠呕吐有效。此方不伤身，久服可强身，适合术后体质特别虚弱者。

白果

——色白如玉治久咳，养生延年效果佳

咳嗽经久不愈，且已经严重影响工作和休息，若不及时治疗，还有可能引发并发症。这种情况从中医学角度讲，多半是因为外邪流连、脏腑内伤、气虚血亏、七情郁结等所致。有一味药食俱佳的佳品，久服不仅治咳疾，还能够美容，达到养生延年的效果，这味药就是白果。初听白果可能有人比较陌生，提及银杏估计大家就耳熟能详了。

白果为银杏科植物银杏的干燥成熟种子，盛产于我国的江苏、山东、浙江一带。

白果属于一味味甘苦涩、性平的止咳药，具有敛肺定喘、止带缩尿的功效。中医辨证属于肺肾气虚证，对于久病咳喘、呼多吸少的患者可以使用。这类患者损伤气机造成摄纳无权，在肺则会感觉胸闷喘咳，所吐的痰色白且带泡沫；在肾则夜间排尿次数增多，而且会有遗尿。对于女性朋友来说，会出现白带增多；对男性朋友来说，会有遗精的情况出现。白果在食疗中用途非常广泛，挑选白果时，以外壳白色、种仁饱满、里面白色者为上品。

用法用量：可烹饪、烧烤、水煮，做糕点、蜜饯、罐头和饮料。熟白果每天建议不超过30粒，生白果每天不超过5粒。

注意事项：白果有小毒，生食易中毒，小孩子尤其要注意。

食·疗·妙·方

❶ 椒盐白果

材料：白果适量，椒盐适量。

制法：取带壳白果，将椒盐和白果放锅内炒炸至熟，去壳食用。

适应证与原理：本品适用于咳嗽，一些久咳的患者，平时可吃一些椒盐白果。

❷ 四仁鸡子粥

材料：白果仁、甜杏仁各 100g，核桃仁、花生仁各 200g，鸡蛋 1 个，冰糖适量。

制法：将白果仁、甜杏仁、核桃仁和花生仁共捣碎后，每日早晨取 20g，加水适量煮数沸，打入鸡蛋 1 个，加适量冰糖即可食用。

适应证与原理：四味果仁都是老少皆宜的食品，均入肺经，能够起到润肺化痰的作用，常服能够扶正固本。其中，核桃仁和花生仁又能益智，延缓衰老。

❸ 白果粥

材料：白果、芡实、莲子适量，大米、白糖适量。

制法：以上材料洗净，一起放入锅中，加水煮至熟烂，可加适量白糖调味。

适应证与原理：本品适用于女性白带增多，男性遗精、早泄。白果、芡实、莲子均可补肾，治小便频繁、遗精、白带增多，三者合用，则疗效更佳。

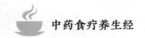

罗汉果

——治声音嘶哑，清音还润肠

有一类人群：吸烟、喝酒者，从事播音主持行业者，经常熬夜加班者，或运动量大、水分流失严重者，他们或多或少有声哑、咽炎的症状。这是什么原因呢？这就是中医学所说的肺热炽盛所致。这类人群平素容易上火，咽喉红肿疼痛，严重者还会失音。针对这种情况，推荐经常冲泡罗汉果饮用。常饮罗汉果茶，清音又润肠。

罗汉果为葫芦科植物罗汉果的干燥果实，盛产于我国广西、广东等地。

罗汉果是一味味甘、性凉的清热化痰药，具有清热润肺、利咽开音、滑肠通便的功效。中医辨证属于肺热炽盛证，出现咽喉红肿疼痛、大便燥结、舌红苔黄的患者可以使用。罗汉果在烹饪中更能体现它的"润"的特性。

用法用量：可做果茶、做粥、入汤、做面食，建议用量 10 ～ 30g。

注意事项：因罗汉果性凉入肺经，肺寒患者不宜食用，外感风寒的患者也不宜食用。

食-疗-妙-方

❶ 罗汉果茶

材料：罗汉果 1 个。

制法：将罗汉果放入沸水中，闷 15 分钟，代茶饮。

适应证与原理：罗汉果可润肺清嗓，故本品适用于声音嘶哑、咽炎，亦可用于嗓子的日常保护。

❷ **罗汉果粥**

材料：罗汉果 1 个，粳米 100g。

制法：将罗汉果压碎，加多量水煎煮 3 次，滤过取汁，用罗汉果汁熬粥即可。

适应证与原理：本品可润肠通便、化痰止咳。

❸ **罗汉果五花茶**

材料：罗汉果 1 个，金银花 15g，槐花 15g，葛花 15g，鸡蛋花 15g，木棉花 15g，红糖 20g。

制法：将以上材料一起放入砂锅中，用清水淘洗两遍后，加适量清水，小火加热 20 分钟后，放冷即可饮用。

适应证与原理：这里所用的槐花最好用洋槐，因其具有清热解毒的功效。其中，罗汉果、金银花、槐花三者性凉，均有祛火解毒的功效；葛花清肺；鸡蛋花治疗咳嗽。五花一果，共同起到祛痰、消火、除燥、止咳、润肺的功效。加入红糖，可以补中缓急。

❹ **罗汉果蜂蜜饮**

材料：罗汉果 10g，山楂 10g，蜂蜜适量。

制法：罗汉果洗净、压碎，山楂洗净，与罗汉果同放锅中。锅内加水约 250mL，上火煮熟后，去渣留汁倒入杯中，加适量蜂蜜调味，即可饮用。

适应证与原理：本品适用于减肥。山楂酸甜口味，能够很好地调动味蕾，并且含有大量的微量元素与维生素 C，能够扩血管、降血压、降血糖，开胃促消化，加之罗汉果的通便功效，可以防止积食不下。山楂含有的脂肪酶能够有效地促进体内脂肪代谢，从而达到瘦身的效果。

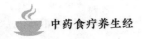

黄芥子

——治痰止痛见奇效

由于外感风寒，导致咳嗽声重、咽痒、头痛或发热，甚则喘急，这就是风寒咳嗽的表现。除了服用常规药物以外，黄芥子是一味治痰止痛的药食两用佳品。

黄芥子是十字花科植物芥的干燥成熟种子，全国各地有栽培，多分布于长江以南各省。

中医学认为，黄芥子是一味味辛、性温的化痰止咳平喘药，具有润肺化痰、消肿止痛、温中散寒、利水化瘀的功效。临床中常用于治疗寒痰喘咳、悬饮，以及阴疽流注、肢体麻木、关节肿痛。黄芥子以善散"皮里膜外之痰"著称。

用法用量：内服 3 ～ 6g；外用适量，研末调敷，或作发疱用。

注意事项：黄芥子辛温走散，易耗气伤阴，久咳肺虚及阴虚火旺者忌用；消化道溃疡、出血者及皮肤过敏者忌用。

食-疗-妙-方

❶ 黄芥子膏

材料：黄芥子 150g。

制法：黄芥子捣细罗为散，以水蜜调为膏，涂于外喉下，干即易之。

适应证与原理：本品辛温，辛散温通力较强，善于温肺散寒、豁痰利气，善治寒痰壅肺，症见咳喘胸闷、痰多清稀者。

❷ **黄芥子丸**

材料：黄芥子 50g。

制法：黄芥子研末为蜜丸，寅时井花水服，如梧子 7 丸，每日二服，或为散，空腹水送服。

适应证与原理：黄芥子辛散走窜，能散寒结、通经络，治疗寒湿之痰阻滞经络所导致的疼痛。

安神类

酸枣仁

——睡前服一剂，安神好睡眠

现在有许多人出现心烦睡不着觉，心神不宁、心慌、不安的症状，这是什么原因呢？这就是中医学所说的心阴血虚。这类患者平素体质虚弱，神情倦怠，容易心悸怔忡，这种情况时间久了就会出现健忘、出虚汗、失眠多梦的症状。此时应该如何调养呢？我们推荐一味可以药食两用的佳品——酸枣仁，睡前服一剂，安神好睡眠。

酸枣仁是鼠李科植物酸枣的干燥成熟种子，盛产于我国河北、陕西、辽宁等地。

酸枣仁是一味味甘酸、性平的养心安神药，具有养心补肝、宁心安神、敛汗生津的功效。中医辨证属于心阴虚证、心血虚证，出现心烦失眠、体虚多汗的患者可以使用。药补不如食补，在饮食中加入酸枣仁，不仅不伤身，还能够助眠、改善神经衰弱的情况。

用法用量：可做汤、熬粥，建议用量 10 ～ 15g。

注意事项：因酸枣仁有收敛、不宜发散的功效，性多润，故有实邪郁火者（潮热、五心烦热、大便秘结）及有滑泄者（滑精、泄精）慎服。

食·疗·妙·方

❶ 酸枣仁茶

材料：酸枣仁末 15g。

制法：将酸枣仁末冲入沸水中，闷 20 分钟后即可饮用。

适应证与原理：酸枣仁味甘酸、性平，可养心安神，冲泡后饮用，能够助眠、改善神经衰弱的情况。

❷ 龙眼酸枣仁饮

材料：炒酸枣仁 10g，芡实 12g，龙眼肉 10g，白砂糖适量。

制法：炒酸枣仁捣碎，用纱布袋包。芡实加水 500mL 煮半小时后，加入龙眼肉和炒酸枣仁，再煮半小时。取出酸枣仁包，加适量白糖调味即可食用。

适应证与原理：本品对于老年人记忆力减退，防止老年痴呆有一定的预防效果。古时即认为芡实是"婴儿食之不老，老人食之延年"的佳品，具有"补而不峻""防燥不腻"的特点；龙眼肉有补益作用，能够健脑益智、补养心神。

❸ 酸枣仁粥

材料：酸枣仁 10g，小米 50g，蜂蜜适量。

制法：酸枣仁水煎取汁备用，小米洗净，放入锅中，加入水煎药汁熬煮成粥，加适量蜂蜜调味即成。

适应证与原理：心悸者可常用。因酸枣仁有养心补肝、宁心安神之功。

❹ 芹菜酸枣仁汤

材料：酸枣仁 10g，芹菜 150g，盐、味精适量。

制法：芹菜洗净，切段备用。芹菜段与酸枣仁一起下锅，加水适量煮汤，最后加入盐、味精调味，去渣饮汤即可。

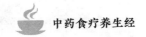

适应证与原理：本品适用于神经衰弱。芹菜具有清热除烦的功效，含有丰富的铁、锌等微量元素，能够镇静安神、平肝降压、养血补虚，配合酸枣仁对于精神紧张、紧张性头痛有很好的缓解补益效果。

灵芝
——安神美容，提高免疫的灵药

人人都有爱美之心，但由于生活节奏加快，身体常常感到倦怠乏力，皮肤也失去原有的光泽和弹性。这多属于中医学所说的心脾两虚。这类患者平素有腹胀、食欲不振、面色萎黄无光泽等表现。针对这种情况，推荐具有安神养颜功效的灵芝。灵芝具有调和五脏的功效，能够全面调养气血，恢复面部光泽，达到美容的效果。灵芝不是简单的"增白抗皱"，而是真正意义上的"以内养外"。

灵芝为多孔菌科真菌赤芝或紫芝的干燥子实体，盛产于我国安徽、河南、湖北等地。

灵芝是一味味甘、性平的安神药，具有补气安神、止咳平喘的功效。对中医所讲的心脾两虚、心失所养的患者可以使用。此类患者往往感觉气喘吁吁，浑身没有气力，不想吃饭，心里比较烦躁，不易睡。灵芝在食物烹饪中比较常见，在煲汤中加入灵芝，可以起到清肺燥、养心神、增食欲的效果。因灵芝性平无毒，无明显禁忌，老少皆宜，可起到强身、增强免疫力的作用。

用法用量：可入汤、粥、酒，或做茶，建议用量 10～20g。

注意事项：因灵芝具有防止血液凝固的作用，故术前、术后几天的患者不要服用，以免术后出血的情况出现。

食·疗·妙·方

❶ 灵芝炖乳鸽

材料：灵芝 3g，乳鸽 1 只，黄酒、味精、盐、葱段、姜片适量。

制法：灵芝洗净切片；乳鸽去内脏、洗净，放入汤碗中，加水适量，将灵芝片、黄酒、味精、盐、葱段、姜片一并放入汤碗中，隔水炖熟即可。

适应证与原理：本品可安神益智、美容养生。乳鸽的肉肥厚而鲜嫩，滋养作用较强；灵芝有益精气、增智慧、清心安神的作用。两者共同，起到滋养身体、美容养生的作用。

❷ 灵芝茶

材料：灵芝 4 ～ 5g，红糖或白糖适量。

制法：灵芝放入杯中，加入开水冲泡，闷 10 分钟即可饮用。也可加入红糖、白糖调味，可连续冲泡，长久饮用。

适应证与原理：本品长久饮用，可强身健体，提高免疫力。

❸ 灵芝河蚌煲冰糖

材料：灵芝 20g，蚌肉 250g，冰糖 60g。

制法：灵芝切碎，入料理器榨成汁，河蚌取肉去壳后，置于灵芝汁中，加入冰糖后，放入锅中，武火烧开后改文火煲熟即成。

适应证与原理：本品适用于急慢性肝炎、支气管哮喘、高脂血症、神经衰弱。河蚌有清热解毒、滋阴明目的功效，适合阴虚内热之人食用，配伍灵芝可以起到健脾益气、益肾补虚的功效。

平肝息风类

天麻

——上止头晕目眩，旁通肢麻抽搐

你是否有肢体痉挛、抽搐、颤动的时候，有时还伴随眩晕欲仆、头痛而摇、肢体震颤、语言不利的情况，严重者会猝然昏倒、不省人事。这是什么原因呢？古语讲："诸暴强直，皆属于风。"这是由于肝风内动，风邪袭阳，肝阳上亢产生的一系列的"连锁反应"。这类患者平素容易抽搐、震颤，或是失眠多梦、口苦目赤。针对这种情况，日常该如何调养？有一味专治肝经不畅的药物，用药正确可药到病除，这味药就是天麻。天麻可上止头晕目眩，旁通肢麻抽搐。

天麻，又叫定风草，为兰科植物天麻的干燥块茎，盛产于我国湖北、四川、贵州、陕西等地。

天麻是一味味甘、性平的平肝息风药，具有息风止痉、平抑肝阳、祛风通络的功效。中医辨证肝阳化风、肝风内动的患者，不论虚实，均可使用，且为要药，被誉为"治风之神药"。天麻的药用价值和食用营养价值都很高。

用法用量： 做茶饮，可煲汤，研末直接冲服。建议用量3～10g。

注意事项： 天麻不宜高温长时间烹饪，避免功效降低。天麻虽然味甘、性平，但是为治风的药物，故血虚无风，表现为头痛、口干舌燥、大便干结等，均需慎用天麻。

食-疗-妙-方

❶ 天麻炖鸡蛋

材料：天麻片 10g，鸡蛋 1 个。

制法：将天麻片放锅内加水煮 30 分钟，然后打入鸡蛋煮熟即可食用。

适应证与原理：本品适用于头痛目眩。天麻味甘、性平，主入肝经，可息风止痉、通络，改善头痛目眩的症状。

❷ 天麻炖鸡

材料：鸡 1 只，天麻 10g，盐适量。

制法：鸡宰杀后去毛、内脏，洗净；天麻洗净切片后放入鸡腹内。将鸡放入锅中，加清水炖至熟烂，放适量盐调味即可。

适应证与原理：本品适用于身体虚弱、产后受风导致的头痛眩晕。鸡肉中含有丰富的蛋白质、脂肪及钙、磷、铁等微量元素，能够起到滋补养身的作用，配合天麻可以加强止眩定痛的效果。

❸ 天麻酒

材料：天麻、牛膝、人参各 30g，炙黄芪 60g，白酒 2000mL。

制法：将天麻、牛膝、人参、炙黄芪研为粗粉，装入纱布袋中，扎紧袋口，放入盛有白酒的容器中浸泡半个月左右。去掉药袋，将药酒过滤后装瓶备用。每次 15～20mL，不限时，将酒温热服用。

适应证与原理：本品长期饮用，有益身体健康，延年益寿。牛膝、天麻祛风止痛，活血通经；人参、炙黄芪益气补中，安神明志。四者合用，可祛风于内外，邪正两顾，燥润相济。

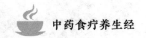

❹ 天麻肉片汤

材料：鲜天麻、鲜肉片（猪肉、牛肉均可）适量，葱、姜片、油、盐适量。

制法：鲜天麻切片，肉片、葱、姜片、天麻片放入水中煮，待肉片熟透，加油、盐调味即可。

适应证与原理：本品适用于高血压。天麻通经络、开窍，可起到辅助降压的作用。

补虚类

人参

——体虚大补的首选

有些人体质比较虚弱，说话有气无力，特别容易感到疲劳，稍微动作就大汗淋漓，这是什么原因呢？这些多属于中医学所说的元气大虚的症状，通常是先天禀赋不足、大量流汗失血及大病、久病导致的。此类患者通常面色苍白没有光泽，呼吸短促，说话声音低微，容易心悸怔忡，腰膝酸软，疲乏无力。如果不能及时治疗与补养，元气亏虚至极会导致元气急骤外泄的气脱证，十分危急。那么，元气虚弱的患者除了服用常规药物之外，食补也是很好的选择。推荐这味大补元气的药食两用佳品——人参。人参，是体虚大补的首选。

人参为五加科植物人参的干燥根或根茎，盛产于我国黑龙江、吉林等地。

人参是一味补虚药，味甘微苦，具有大补元气、固脱生津的作用。对中医辨证属于虚证，因大汗、出血、大病、久病所导致的元气大虚、说话没有气力，稍微活动就觉得很累，或者平素身体赢弱的患者可以使用。人参在食物烹饪中主要用于煲汤和代茶饮，有很好的滋补功效。

用法用量：可用于泡酒、煲汤、做菜等，建议用量 5～9g。

注意事项：需要注意的是，人参不能和藜芦同用。另外，因为人参能补气助火，对于身体强壮，实性、热性体质的人群，应当谨慎服用。

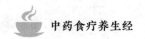

❶ 人参煲鸡汤

材料：人参 8g，鸡肉 250g，盐、葱、姜、料酒适量。

制法：将鸡肉切块，放入水中焯后沥干，再将鸡肉、人参、葱、姜、料酒放入锅中，加清水后煲 1.5 小时左右，加入适量盐调味即可。

适应证与原理：本品滋阴补虚，温中益气，特别适合秋冬进补，调养虚弱，增强体质等。人参乃补益药之首，配合鸡肉慢炖，充分发挥出补身健体作用。注意高血压及胃炎患者不宜多食。

❷ 人参益肺酒

材料：人参 20g，白酒、黄酒各 250mL。

制法：将人参洗净，晾干表面水分，放入洁净的瓶里，倒入白酒和黄酒，加盖密封，浸泡 10 日后即可饮用。每次饮 15mL，每日 1 ～ 2 次。

适应证与原理：本品益肺阴、生津液、清虚火，适用于咽干口渴、肺虚久咳、虚热疲倦者，以及体弱病人恢复期食用，效果明显。人参有大补的作用，为滋补药首选；白酒与黄酒既顺肺活血，又能补血排毒、强身健体。注意本品制作需认真严谨才能发挥出预期功效。

❸ 清蒸人参鲤鱼

材料：鲜人参 1 棵（15g），鲜活鲤鱼 1 条（约 1000g），火腿 25g，玉兰片 20g，肥膘肉 25g，盐 5g，味精 3.5g，葱、姜各 10g，白糖 7g，料酒 100g，鸡汤适量。

制法：将鱼去鳞、鳃、内脏，两面鱼身剞上花刀，将火腿、玉兰片、肥膘肉切成片，人参剞上花刀，勺内放开水，把鱼烫一下，洗净黑皮，刮洗干净。将鱼放入盘内，用调料腌一下，然后把配料及人参摆在鱼身上面，并浇上鸡汤。

用屉蒸 20 分钟。把葱、姜用热油炸一下，倒入清汤，调好口味，浇在鱼身上即可。

适应证与原理：本品汤鲜、鱼嫩，可口清淡，味道极佳，适合大部分人群食用。鲤鱼味道鲜美，富含蛋白质、维生素及矿物质，加之人参补身益气，对恢复精力有极佳作用。

❹ **人参汽锅鸡**

材料：人参 1 支，当年母鸡 750g，盐 4g，味精 2g，香葱 2 根，生姜 1 块（拍松）。

制法：母鸡洗净，切成 3cm 见方的块，放入开水锅排尽血污，捞出洗净，原汤滤掉杂质待用。鸡块放入汽锅里，加入原汤，汤量为汽锅容量的一半，放入人参、盐、香葱、生姜，上笼蒸至鸡肉酥烂，加入味精，捞去香葱、生姜即可。

适应证与原理：本品对心烦失眠、精神萎靡不振、头昏眼花、体弱多病者有极好效果，短期经常食用，可明显改善身体及精神状况。人参大补元气，滋补功效甚佳；母鸡肉多，蛋白质含量较高，两者合用，则强筋养神，益气养血。

党参

——小补炖汤，党参最宜

在快节奏的生活中，一些人会因为过度劳累或者工作压力过大出现身体虚弱的症状，如不时感到头晕，心跳加快，浑身乏力，不想动也不想说话，提不起精神，总是想躺着，有时候吃饭没什么胃口，大便也不成形。这些都是中气不足的表现，也称宗气不足。这类患者通常脸色会比较苍白或者萎黄，缺少光泽，经常觉得口渴。怎么改善这些症状呢？除了服用药物之外，饮食调补也很有必要。党参就是一味药食两用的补中气佳品。小补炖汤用什么？党参最宜之。

党参为桔梗科植物党参、素花党参或川党参的干燥根，因故乡在上党而得名。在古代，党参也被称为人参。党参主要产于我国山西、陕西、甘肃等地。

党参是一味味甘、性平的补虚药，具有补益气血的作用。对中医辨证属于中气不足、气血两虚证，出现面色苍白或萎黄，常感身体乏力的患者非常适用。党参在菜肴中加入，对于很多慢性疾病和体虚轻证有很好的疗效。

用法用量：可用于泡酒、泡茶、煲汤等，建议用量 10 ～ 30g。

注意事项：虽然在古代党参也被称为人参，但二者不能随意互换使用。凡是元气大虚之证，应该用人参急救，不能以党参代替。

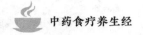

❶ 参芪茶

材料：党参 10g，黄芪 10g，枸杞子 5g，甘草 1 片。

制法：将党参、黄芪、枸杞子、甘草加水 4 碗，煎煮成 2 碗即可。

适应证与原理：党参补中益气，养血生津，用于气血虚弱诸症；黄芪为补气药首选，而枸杞子则为补血常用药，经典配合，效果极佳；加之甘草调和诸药。四者合用，为治疗气血两虚佳品。

❷ 党莲猪蹄汤

材料：党参、莲藕、猪蹄、大枣（干）、陈皮、盐。

制法：将莲藕洗净，刮去皮；党参、陈皮和猪蹄洗净；大枣洗净，去核。将党参、莲藕、大枣、陈皮、猪蹄放入锅中，小火炖 3 小时左右，最后用盐调味，即可饮用。

适应证与原理：莲藕性温、味甘，补五脏，能健脾开胃，有消食的功效；党参补中益气，增强脾胃功能；大枣和陈皮也可健脾胃，增强食欲；与猪蹄熬

炖成汤，营养丰富，味道鲜香，可使人食欲大增，能有效治疗脾胃虚弱，不思
饮食。

❸ **米参茶**

材料：党参 30g，大米 30g。

制法：将大米放进锅中炒黄，与党参同煮，以 3 碗水煎至 1 碗水即可。分
2 次饮用。

适应证与原理：本品适用于病后体虚或产后补益不足而致气血衰弱，脾胃
两虚者。党参补脾益肺，可治疗各种气虚不足，与大米制成米参茶，补中益气，
健脾和胃，易于消化吸收。

❹ **党参枣桂茶**

材料：党参 15g（切片），大枣 10 枚，龙眼肉 30g，茶叶适量。

制法：将上述材料共放入杯中，加入沸水冲泡半小时至 1 小时，代茶饮。

适应证与原理：本品适用于夜不能眠，精神萎靡不振者。对于脾胃虚弱，
胃口不佳者效果明显。党参补气又可养血，可治疗头晕眼花；大枣能养血安神，
龙眼肉能益智安神。

西洋参

——含片西洋参，补气又清凉

有些人很怕热，尤其是在夏天，很容易出汗。但是出汗之后就感觉没什么
力气，心里有点烦，经常口干舌燥，喜欢多喝水。从中医学角度来说，这是气
阴两虚的表现。这类患者平素没精神，容易疲劳，呼吸短促，失眠多梦，大便
比较干结，小便量也比较少，颜色黄。那么，如何食补来改善这些症状呢？我

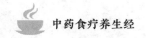

们推荐西洋参。含片西洋参，让你补气又清凉。

西洋参为五加科植物西洋参的干燥根，又因为原产地在美国，还被称为花旗参，现在主要产于美国和加拿大，我国也有栽培。

西洋参性凉、味甘微苦，具有补气养阴、清热生津的作用。对中医辨证属于气阴两伤证，热病气虚津伤等出现自汗乏力、口渴心烦的患者适合使用，对气虚者尤为适宜。

用法用量： 可用于煲汤、做菜等，建议用量 3 ～ 10g。

食·疗·妙·方

❶ 西洋参粥

材料：西洋参 3g，麦冬 10g，淡竹叶 6g，大米 30g。

制法：先将麦冬、淡竹叶水煎，去渣取汁，加入大米煮粥，待粥将熟时，加入西洋参共煮。

适应证与原理：本品适用于常年体弱，抑郁萎靡者。西洋参补气养阴，麦冬养阴润肺，淡竹叶清热除烦，共用可益气养血，滋补虚弱身体，又可除烦清心。

❷ 洋参杞子炖甲鱼

材料：西洋参 10g，枸杞子 15g，甲鱼 60g，大枣 3 枚（去核），生姜 1 片，盐适量。

制法：将甲鱼洗净，剖开去杂，将全部材料放入锅中，再加入适量水，文火炖 2 小时，加盐调味即可。

适应证与原理：西洋参补气养阴；枸杞子可以提高机体的免疫力，补气强精，滋补肝肾；大枣养血，又可保肝护肝，三者与甲鱼共同熬炖，可养血生津、补气养神。需要注意，本品大量食用会因过补带来不良反应，需酌情食用。

❸ 洋参龙眼饮

材料：西洋参片 3g，龙眼肉 30g，冰糖 5g。

制法：将上述材料同放入蒸碗中，加水适量，上笼隔水蒸 2 个小时，至稀膏状时起锅备饮。

适应证与原理：本品具有益气养血、滋阴安神的作用，用于气阴两虚、心脾不足所致的心悸失眠多梦、健忘脑衰、面唇淡白等。西洋参、龙眼肉均具有滋补的效果，西洋参补血益气，龙眼肉补心安神。

❹ 洋参川贝梨

材料：西洋参、川贝各 3g，雪梨 1 个。

制法：将梨削去带柄的部分，挖去梨核，放入西洋参、川贝，盖上带柄的部分，用牙签固定。在碗中加适量的水、冰糖，将梨放碗中蒸熟。分 2 次食用。

适应证与原理：本品清热化痰，益气，用于阴虚肺热所致咳嗽痰黏、咽干口渴，不耐人参温补伤阴者。雪梨、川贝清热润燥、化痰，西洋参养阴清火。

黄芪

——要想提气，必用黄芪

有一些大病之后的人，往往精神不佳，懒动少言，老百姓常常称之为"大伤元气"。这是怎么回事呢？像生活中少气懒言、语言低弱、四肢疲乏、精神不振、食少便溏或泄泻者，多是气虚所致。中医学认为，久病元气虚损，身体羸弱等，都可以导致上述症状。针对这种情况，可以选择黄芪。要想提气，必用黄芪。

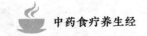
黄芪为豆科植物蒙古黄芪或膜荚黄芪的干燥根，主要产于内蒙古、甘肃、黑龙江、山西等地。

作为一种重要的补气药，黄芪具有补气固表、托疮生肌的作用。对中医辨证属于气虚证，体衰日久、言语低弱、脉细无力的患者可以使用。遇天气变化就容易感冒的人，被认为是"表不固"，也可用黄芪提气，达到固表的效果。

用法用量：可用于泡酒、泡茶、煲汤，建议用量 10 ～ 30g。

注意事项：常服黄芪可以避免经常性感冒，但是只限于气不足的人群。另外，由于黄芪补气固表的作用较强，像腹胀、风热咳嗽、感冒者；表实邪盛、气滞湿阻、食积停滞、痈疽初起或溃后热毒尚盛等实证，或阴虚阳亢者都不适宜使用。黄芪与杏仁同用，会引起身体不适，要特别注意。

食-疗-妙-方

❶ 黄芪大枣蜂蜜茶

材料：黄芪 20g，大枣 5 枚，蜂蜜适量。

制法：黄芪清洗干净后用清水浸泡20 ～ 30分钟，大枣去核清洗干净（大枣去核后，温燥之性减弱，如果体质偏寒，也可不去核）。将黄芪连浸泡黄芪的水倒入锅内，大枣放入锅内，加入适量清水，大火烧开，小火慢煲20 ～ 30分钟，放入适量蜂蜜即可。

适应证与原理：黄芪补气提气，补虚提神，配大枣养血健脾，益气生津，再加入适量蜂蜜，因蜂蜜中富含多种微量元素，三者合用，使提气中润燥，养元中固本。

❷ 黄芪乌鸡汤

材料：黄芪 5g，大枣 4 枚，乌鸡 200g，盐适量。

制法：上述材料洗净，然后将黄芪放入水中浸泡 10 分钟左右，将大枣切开去核。将所有材料放入锅内，加入适量的水，盖上锅盖，用小火炖煮 40 分钟，加少许盐调味即可出锅。

适应证与原理：本品可增强体质，减少感冒次数，减轻更年期症状。黄芪提气固表，益气固本；乌鸡补虚，两者合用，使乌鸡的汤汁与肉质中充满黄芪的药力，加入大枣，在补气的同时增加了补血功效。

❸ 黄芪汽锅瘦肉汤

材料：黄芪 5g，枸杞子 10g，瘦肉 100g，生姜适量。

制法：瘦肉洗净切小片，平铺放入汽锅，备好黄芪，平铺在瘦肉上，并撒上枸杞子，适量加些生姜。将汽锅放入炖锅，2 小时后开锅，加入适量盐调味即可。

适应证与原理：黄芪益气固表，可以补气，枸杞子滋补，与瘦肉煲汤，用于体虚劳损、中气不足、气虚衰弱、内脏下垂。

❹ 当归补血汤

材料：黄芪 10g，当归 15g，鹌鹑蛋 8 个，大枣 4 枚，红糖适量。

制法：鹌鹑蛋下锅煮熟后去壳，当归、黄芪清洗干净，大枣去核，将所有材料放入锅内，加入适量清水，加入适量红糖，煮至红糖溶化即可出锅。

适应证与原理：当归能活血、养血、补血；黄芪补脾肺之气，以益气血生化之源，并能固表，两药合用，既补血又补气，气血双补。再加鹌鹑蛋血肉有情之品，增加补虚效果。

山药

——吃点山药根补补气，喝点山药汁补补阴

山药作为一种美味可口的蔬菜，早已走入千家万户，但是很多人都忽略了，其实山药也是一种重要的补益药材。无论是脾胃虚弱导致的食欲不振、久泻不止，还是肺虚导致的咳嗽，或者肾虚导致的尿频、男子遗精、女子带下，都可以吃山药进行滋补调理。老百姓常说"吃点山药根补补气，喝点山药汁补补阴"，可见山药浑身是宝，应用非常广泛。

山药为薯蓣科植物山药的干燥根茎，盛产于河南、河北、山东等地。

山药是一味味甘、性平的补虚药，具有益气养阴、补脾肺肾的作用。对于中医辨证属于脾阴虚、肺阴虚、肾阴虚证及虚热消渴的患者可以使用。

用法用量：可用于煲汤、炒菜、泡酒等，建议用量 100～300g。

注意事项：并不是所有人都适合食用山药，作为一味养阴补虚药，山药能够助湿，故湿盛中满者不宜食用。山药也有收敛作用，故患感冒、大便燥结者及肠胃积滞者也不适合食用。

食-疗-妙-方

❶ 山药排骨汤

材料：山药半根，排骨 500g，枸杞子适量，胡萝卜 1 根，生姜适量，料酒 1 茶匙，白醋几滴，八角 1 个，盐适量。

制法：将山药洗净，削去外皮，切成块备用；胡萝卜同样切成块。放半锅清水，放入洗净的排骨，用大火烧开，此时汤面会出现一层泡沫，这就是被煮

出来的血水，关火，把排骨捞出洗净。砂锅放适量水烧开（一次放够，中途不再加水），把排骨和姜、料酒、八角一起放入，用大火烧开后转小火。这时加入几滴白醋，不仅可以让排骨中的钙溶入汤汁中，还能使汤味更加鲜美。小火煮1小时后，再放入山药、胡萝卜，小火再煮1小时，放枸杞子和盐调味即可。

适应证与原理：本品尤其适合中气不足、免疫力低下的人群。山药可以平补脾肺肾而不滋腻，排骨可以健骨强身，增强力气，两者搭配则补中益气，增强免疫力，美味兼顾补益。

❷ 山药酒

材料：山药 250g，黄酒 1500g，蜂蜜适量。

制法：先将山药洗净，切块，加黄酒 500g，中火煮沸后，继续添加黄酒，至酒尽、山药熟，将山药取出，加蜂蜜适量拌匀，每日早晚服食，每次 30 ～ 50g。

适应证与原理：黄酒可以祛风除湿，山药可以补肝肾，适用于肝肾亏虚，风邪外袭引起的肌肤麻木、风眩、口动、腰膝顽痹无力、小便频数等。

❸ 山药奶肉羹

材料：山药 100g，羊肉 500g，生姜 15g，牛奶半碗，盐少许。

制法：将羊肉洗净，与生姜同放锅内，加水以文火清炖半日，取炖好的羊肉汤 1 碗，加入山药片，共煮烂后，再加牛奶、盐，煮沸服食，2 日 1 剂。

适应证与原理：本品适用于产后缺乳或乳汁分泌不足。山药可以益气，羊肉、牛奶可以养血补血，生姜可以去腥、通经络。

❹ 山药粥

材料：生山药、小麦面粉各 100 ～ 150g（或用干山药磨粉），葱、姜适量。

制法：将山药去皮，洗净，切为薄片，而后捣为泥糊状，放锅中煮沸后，下小麦面调匀，而后再放入葱、姜等，煮成粥糊服食，每日 1 剂。

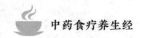
适应证与原理：本品适用于心气不足，心悸怔忡、自汗盗汗；脾胃虚弱，虚劳消渴、食欲不振、消化不良、腹泻如痢，以及男子遗精、早泄、女子带下等，常服可补虚培元。山药可以健胃消食，补脾益气，也可养心气，健脾胃。

甘草

——甘甜补气，调和诸药必用

有一些人容易倦怠乏力、出虚汗，并且感到腹胀、食欲不振，这是什么原因呢？这就是中医学所说的心脾气虚。这类患者平素面色萎黄、精神疲惫、四肢倦怠，如果加班熬夜，还会出现胸痛气短、腹泻等症状。这种情况应该怎么办呢？推荐一味几乎家家户户都使用过的中药——甘草，甘甜补气，调和诸药必用。

甘草为豆科植物甘草、胀果甘草或光果甘草的干燥根和根茎，盛产于我国内蒙古、山西、甘肃等地。

甘草是一味味甘、性平的补虚药，具有益气补中、祛痰止咳、解毒、缓急止痛、缓和药性的作用。对中医辨证属于心气虚、脾气虚证，出现心悸怔忡、倦怠乏力的患者可以使用。另外，调和药性，解百药之毒是甘草很重要的一个功效，故很多方剂之中都可以看到它的影子。

用法用量：可用于煲汤、煮饭、泡茶等，建议用量2～10g。

注意事项：湿盛胀满、浮肿者不宜使用甘草。甘草反大戟、芫花、甘遂、海藻，如果同食会中毒，与鲤鱼同食也会中毒，过量服用或者是久服生甘草，都会引起浮肿等现象。

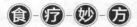

① 菊花甘草枸杞茶

材料：甘草少量，菊花五六朵，枸杞子五六颗。

制法：将菊花、甘草和枸杞子清洗干净，然后放入干净的杯子中，加入滚烫的热水，盖好盖子，闷5分钟左右即可。

适应证与原理：本品能让人头脑清醒、双目明亮，经常觉得眼睛干涩的电脑族多喝些有利无害。甘草具有益气补中、清热解毒的功效。枸杞子味甘、性平，中医学认为其能够滋补肝肾、益精明目和养血，而且最实用的功效就是缓解疲劳。菊花含有丰富的维生素A，是保护眼睛的重要物质。

② 甘草绿豆煲米饭

材料：生甘草10g，绿豆100g，大米100g。

制法：将生甘草切片，绿豆、大米淘洗干净。把大米、生甘草、绿豆同放锅内，如常规加水煲饭即可。早晚当主食食用。

适应证与原理：本品具有生津止渴、清热解毒的功效，在夏天食用更加适宜。甘草可以补气养阴，是很好的补益药；绿豆可以解毒、消暑。

③ 蜜枣甘草汤

材料：生甘草6g，蜜枣8枚。

制法：将蜜枣、生甘草加清水2碗煎至1碗，去渣后即可食用。

适应证与原理：本品适用于咽干喉痛、慢性支气管炎咳嗽、肺结核咳嗽等。蜜枣可以补肺润燥、补中益气；甘草可以止咳，也可益气，两药同用，具有补中益气、解毒润肺、止咳化痰的功效。

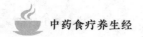

❹ 山楂甘草茶

材料：甘草 5g，山楂 5 枚，蜂蜜少许。

制法：将山楂洗净、切片、去核，将甘草和切好的山楂放入杯中，加入热水，泡 5 分钟后加入蜂蜜即可。

适应证与原理：常服本品可以减肥、祛斑、美容。山楂可以化瘀活血、消食和胃；甘草可以补气益脾；蜂蜜富含多种微量元素，可以美白养颜。

大枣

—— 一枚大枣，让你气色更好

有些人的面色萎黄或苍白，气色很差，他们或是贫血，或者受到失眠困扰，这是什么原因呢？这多属于中医学所说的气血两虚。这类患者平素易感到头晕目眩，少气懒言，稍微活动就会乏力出汗。而年老体弱者或产妇，会出现气血不足的情况，需要增强体质，加速机体恢复。这时应该怎么办呢？民间有"一日食仁枣，百岁不显老""要使皮肤好，粥里加大枣"之说。大枣老少皆宜，尤其是女性的理想天然保健品，也是病后调养的佳品。一枚大枣，让你气色更好。

大枣为鼠李科植物枣的干燥成熟果实，盛产于我国山东、山西、河北、新疆等地。

大枣是一味味甘、性温的补虚药，具有补中益气、养血安神的作用。对于中医辨证属于气血两虚，出现神疲肢倦、懒于行动、面色苍白的患者可以使用。大枣还特别适合产妇、孕妇和老年人。

用法用量：可以煲汤、熬粥、泡茶、泡水、生食，建议用量 9～15g。

注意事项：大枣虽好，但不可过量，吃多了会胀气，应注意控制食量。糖尿病患者、湿热重（舌苔黄、痰热咳嗽）或脘腹胀满者均不宜食用。

食-疗-妙-方

❶ 当归大枣粥

材料： 大枣 50g，当归 15g，白糖 20g，粳米 50g。

制法： 先将当归用温水浸泡片刻，加水 200g，先煎浓汁 100g，去渣取汁，与粳米、大枣和白糖一同加水适量，煮至粥成。每日早晚温热服用，10 日为 1 个疗程。

适应证与原理： 本品具有补血调经、活血止痛、润肠通便的功效，适用于气血不足所致月经不调、闭经、痛经、血虚头痛、眩晕及便秘等。大枣维生素含量非常高，有"天然维生素丸"的美誉，具有滋阴补阳、补血之功效。

❷ 大枣山药粥

材料： 大枣、大米、山药、冰糖、枸杞子、龙眼肉适量。

制法： 将大米、大枣、枸杞子、龙眼肉洗净泡好，山药去皮切成菱形块。锅内加水，水开后放入大米；水开后改小火熬 30 分钟，放入山药块开大火；开锅后改小火煮 15 分钟，放入大枣；水开后放入龙眼肉、枸杞子；最后放入冰糖，改小火熬 3 ～ 5 分钟即可。

适应证与原理： 本品可以暖胃驱寒。大枣补中益气、健脾益胃，可增加食欲；山药健脾益胃、助消化；枸杞子补肝；龙眼肉补脾。

❸ 大枣乌鸡汤

材料： 大枣 10 个，乌鸡 500g，龙眼肉、党参、姜、盐适量。

制法： 大枣、龙眼肉、党参、姜洗净，浸泡 10 分钟；鸡肉斩件。将所有材料放入砂锅后加水煮开，20 分钟后转小火慢炖 1 小时，加入适量盐调味即可。

适应证与原理： 本品味道鲜美，滋补作用甚佳，补血又滋阴。大枣为补养

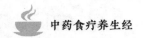
佳品，食疗药膳中常加入大枣补养身体，滋润气血；乌鸡益气又滋阴；党参补脾，可增强食欲。

❹ 小米大枣粥

材料： 大枣 5 个，小米 70g。

制法： 大枣去核；小米淘洗干净，用清水泡 6～8 分钟。锅内放入小米连同浸泡的水，再加入适量清水。大火煮开 2 分钟，转中小火慢慢熬煮，待小米粥熬至黏稠后，放入大枣，再小火熬 3 分钟，关火闷 2 分钟即可。

适应证与原理： 大枣令面色红润，因具有养颜补血的作用，经常用大枣煮粥或者煲汤，能够促进人体造血，可有效预防贫血，使肌肤越来越红润。

白扁豆

——专攻健脾，夏天祛湿

很多时候，尤其在夏季或者夏秋相交时，人们往往会由于饮食不当或暑热炽盛，出现泄泻、呕吐、关节酸痛等不适症状。这就是中医学所说的中焦湿热，湿困脾土，导致脾不健运。虽然有时症状表现已经不见，但其病因未必已去，有句话叫作"百寒易去，一湿难除"。湿气仍在体内，久而久之易成他病。情况较轻者可通过膳食进行调养。我们推荐白扁豆，其专攻健脾，夏天祛湿。

白扁豆为豆科植物扁豆的干燥成熟种子，盛产于我国辽宁、河北、山西、陕西等地。

白扁豆是一味味甘、性微温的补虚药，具有健脾化湿、和中消暑的作用。对于中医辨证属于中焦湿热、脾胃虚弱、暑湿内蕴，出现脘腹胀痛者可以使用。白扁豆还特别适合夏天湿气重者。

用法用量：可用于熬粥、煲汤等，建议用量 10 ～ 30g。

注意事项：生白扁豆有毒，食用时必须煮熟。注意患疟疾者忌服。

食-疗-妙-方

❶ 二豆粥

材料：炒白扁豆 50g，绿豆 30g，粳米 50g。

制法：先将白扁豆、绿豆放入砂锅中，加清水适量，煎煮至二豆开花，再下粳米，煮至米烂汤稠即可。

适应证与原理：本品有消暑清热、益气除湿之功效，夏月日常保健用之尤宜，可预防暑湿伤中。白扁豆可健脾化湿、和中消暑；绿豆可清热解毒。两者共用，可奏祛暑湿、和脾胃、除烦渴之效。

❷ 扁豆芡实粥

材料：白扁豆 20g，芡实 20g，粳米 50g。

制法：先将芡实煮熟，去壳，取仁捣碎；将扁豆用温水浸泡 12 小时，淘净备用。将粳米与处理后的芡实、白扁豆一起放入砂锅中，加清水适量，熬煮至米烂汤稠即可。

适应证与原理：本品有调理脾胃、扶正祛邪之效，用于夏月日常保健尤宜，亦可用于急慢性胃肠疾病、消化不良等。白扁豆专治中宫之病，可调理脾胃；芡实味甘、性平，可补脾止泻。二药合用，有益气补中、化湿运脾之功。

❸ 白扁豆龙骨汤

材料：白扁豆 50g，猪脊骨 500g，大枣、莲子适量，盐、葱、姜适量。

制法：白扁豆、莲子用清水浸泡半小时，大枣洗净，猪脊骨洗净。猪脊骨冷水下锅，水沸后捞出，洗去浮沫；将猪脊骨放入砂锅中，倒入适量清水，放入泡好的白扁豆、莲子和大枣，放入葱和姜，大火烧开后，转小火煲 2 小时左

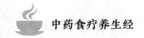

右，加盐调味即可。

适应证与原理：本品适用于暑湿泄泻。白扁豆可化湿补虚止泻。

❹ 白扁豆山药汤

材料：白扁豆 30g，山药 30g，大米 100g，白糖少许。

制法：将白扁豆洗净，山药去皮、洗净、切成薄片；大米淘洗干净，放入清水中浸泡 1 小时备用。将白扁豆、大米放入锅中，加入适量清水，先用大火烧沸，再改用小火继续煮至五分熟，然后加入山药片、白糖，继续煮至米粥熟即可。

适应证与原理：本品适用于脾虚湿热引起的消化道溃疡。山药有利于脾胃的消化吸收功能，是一味平补脾胃的药食两用之品，不论脾阳亏或胃阴虚皆可食用，可治疗脾胃虚弱；白扁豆清热解毒，化湿健脾，止痛。

当归

——妇人虚且瘀，必用当归

在日常生活中，有一部分人会出现面色萎黄、眩晕心悸、月经不调、腹痛等症状，这是何原因呢？这多属于中医学所说的血虚血瘀。由于女性月经失血的缘故，血虚体质多在女性出现，造成神气不足、倦怠、面色惨白无光，或出现闭经。这个时候除了服用常规药物以外，还需要增加营养，在饮食上加以调养。这时可以选择当归这味滋补佳品，既补血又能活血止痛，特别是妇人虚且瘀，必用当归。

当归为伞形科植物当归的干燥根，盛产于我国甘肃、四川、陕西等地。当归是一味味甘辛、性温的补血药，具有补血活血、调经止痛、润肠通便的作用。对中医辨证属于血虚引起的各种证候，如月经不调、经闭、痛经可以使用。

用法用量：可用于煲汤、泡酒、制膏等，建议用量 5～15g。

注意事项：由于当归性温热，湿热中阻（脘痞闷似痛、纳呆、大便不爽、口中苦而黏腻、渴不欲饮、四肢困重，或有身热不扬、汗出而热不退），肺热痰火（热伤肺津，炼液成痰，或有宿痰，复感风热而出现痰与热结，壅阻肺络），阴虚阳亢（潮热、颧红、盗汗、五心烦热、咳血、视物不清、消瘦或失眠、麻木拘急、烦躁易思，或遗精、性欲亢进）等，不宜应用。又因其润燥滑肠，大便溏泻者慎用。

食·疗·妙·方

❶ 当归补血汤

材料：当归 10g，黄芪 60g。

制法：两味药煎水饮，亦可将用量增加，煎成膏滋服用。

适应证与原理：本品能有效调节失血后的气血耗伤，体倦乏力、头昏。黄芪补气固表，可用于气虚乏力、便血崩漏等；加之当归为补血药，具有补血活血、调经止痛、润肠通便的作用。其中重用黄芪，次用当归，意在补气而益血。

❷ 当归田七乌鸡汤

材料：当归 15g，三七 5g，乌鸡 1 只，生姜 1 块，盐适量。

制法：将当归和三七放在清水中浸泡清洗，然后将乌鸡装在一个合适的容器中，再将洗好的当归、三七、生姜码放在乌鸡上，加入适量的盐，再倒入一些清水，注意清水的量一定要没过乌鸡，然后盖上盖子，上锅大火隔水蒸 3 个小时，鸡肉烂熟即可。

适应证与原理：三七能够消肿止痛、活血化瘀，治疗跌打损伤非常有效，经过烹饪可以补血补气；当归本身具有非常好的活血功能，补而不滞；乌鸡补

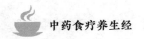

虚、温中、补血。三者合用，具有良好的活血化瘀之功。

❸ **当归肉桂酒**

材料：当归 30g，熟地黄 50g，红花 15g，肉桂 6g，甜酒 1000g。

制法：用甜酒浸泡上述材料 1 ～ 2 周即成。

适应证与原理：本品适用于血虚，或有瘀滞的经闭、月经不调。当归补血活血、调经止痛，熟地黄滋补阴血，红花、肉桂活血通经，用甜酒可行血脉。

阿胶

——补血又止血，女人常服滋补佳

因为各种原因耗伤身体太过，人们会出现贫血的情况，而女性会因经期失血等原因出现面色萎黄等表现，中医辨证多属于血虚。这类患者平时还会有眩晕、心悸等表现。此时可以考虑阿胶这味补血止血之佳品。阿胶为补血、止血、滋阴要药，且有清肺润燥之功，特别对失血而兼见阴虚、血虚者尤宜。阿胶补血又止血，女人常服滋补佳。

阿胶为马科动物驴的干燥皮或鲜皮经煎煮、浓缩制成的固体胶，盛产于我国山东、浙江等地。

阿胶是一味味甘、性平的补血药，具有补血滋阴、润燥、止血的作用。对中医辨证属于阴血虚证，出现面色萎黄等，或热病伤阴之心烦不眠的患者可以使用。

用法用量：可用于煲汤、煮粥等，建议用量 6 ～ 15g。

注意事项：由于阿胶质地滋润，故脾胃虚弱，便溏者慎用。

食·疗·妙·方

❶ 阿胶枸杞鸡

材料：阿胶 30g，枸杞子 15g，鸡 1 只，葱、姜、盐适量。

制法：阿胶砸碎，放在杯中，加黄酒，隔水炖烊；鸡洗净后放锅内，加葱、姜，加足量的清水，炖半小时左右，去葱、姜，加枸杞子，倒入烊化的阿胶，并加盐，再炖 15 分钟即可食用。

适应证与原理：枸杞子为滋补肝肾之良药；阿胶为滋阴要药，两者与鸡同炖，有滋阴补肾，防阴虚肾亏之功。

❷ 海参阿胶汤

材料：阿胶 80g，山药 30g，海参 300g（水浸），大枣 10g（干），姜、盐适量。

制法：阿胶用温水浸透发开，洗净切块；海参浸透后择洗干净，切成 3cm 长、1cm 宽的条；山药洗净去皮，切片；大枣洗净去核；姜去皮切片。锅内放适量清水，用旺火烧开，放入山药、海参、阿胶、大枣、姜片，改用中火煮 2 小时，加盐调味即可。

适应证与原理：海参性温，具有滋阴补肾、壮阳益精、养心润燥、补血、治溃疡等作用；山药性平，具有补脾养胃、生津益肺、补肾涩精等作用；食用枣类食品有很好的食疗效果，对病后体虚者有很好的滋补作用；加之阿胶补血滋阴，有良好的止血作用。四者合用，补血益肾效果更佳。

❸ 龟板阿胶汤

材料：阿胶 6g（烊化），炙龟甲 18g，熟地黄 18g，牡丹皮 9g，白茅根 12g。

制法：将龟甲洗净击碎，放入砂锅中，加水适量，用武火煎沸后，改用文火煎煮 1 小时。加入洗净的熟地黄、牡丹皮、白茅根，用武火煎沸，然后改用

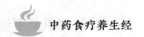

文火煎煮约 50 分钟，滤取药汁，冲入烊化的阿胶。再将药渣加入清水适量，用武火煎沸后，改用文火煎煮 30～40 分钟，滤取药汁，合并滤液即可。

适应证与原理：本品适用于肾阴亏虚所致的尿血等。其中阿胶滋阴，养血止血。

龙眼肉

——小小龙眼肉，好吃补心又安神

许多人由于思虑过度，劳伤心脾，导致出现心悸怔忡、面色萎黄、健忘失眠等症状，这在中医学多属于血虚证。此时除了服用常规药物以外，在日常调养时，推荐龙眼肉这味药。许多人认为，龙眼肉就是小吃这样的存在，但是不起眼的龙眼肉，却具有补益心脾、养血安神的作用。小小龙眼肉，好吃补心又安神。

龙眼肉为无患子科植物龙眼的假种皮，盛产于我国广东、广西、福建等地。

龙眼肉是一味味甘、性温的补虚药，具有补益心脾、养血安神的作用。对中医辨证属于气血不足证，出现心悸怔忡、健忘失眠、血虚萎黄的患者可以使用。龙眼肉既不滋腻，又不壅滞，为药食两用之滋补佳品。

用法用量：可用于泡酒、煮粥等，建议用量 10～30g。

注意事项：由于龙眼肉性温且滋补力佳，内有郁火者（症见头痛、胁痛、失眠、易怒、舌尖红、口苦、脉弦数）忌用。

食-疗-妙-方

❶ 龙眼酒

材料：龙眼肉 200g，纯正白酒 500mL。

制法：龙眼肉清理干净，加入白酒，浸泡 1 个月即可。

适应证与原理：本品可消除疲劳，养心安神。龙眼肉具有良好的滋养补益、补气血、益智宁心、安神定志的功效，可用于心脾虚损，气血不足所致的失眠、健忘、惊悸、眩晕等。

❷ 龙眼酸枣芡实饮

材料：龙眼肉 10g，酸枣仁 9g，芡实 15g。

制法：龙眼肉、酸枣仁、芡实共煎煮取汁，睡前服。

适应证与原理：本品适用于失眠。龙眼肉归心、脾经，可养血安神。酸枣仁可养心安神，提高睡眠质量。芡实可补中益气，滋养强健身体。

❸ 龙眼肉粥

材料：龙眼肉 15g，大枣 15g，粳米 100g，白糖适量。

制法：粳米淘洗干净，大枣洗净备用；将粳米和龙眼肉、大枣放入清水中，大火煮沸后再用文火熬 30 分钟，直至米煮烂，加适量白糖即可。

适应证与原理：本品对于贫血或心血虚，常有心悸失眠、自汗盗汗等症者，有良好的补益作用。龙眼肉有良好的健脾补血效果，为养心益智要药，适用于贫血、神经衰弱、失眠健忘、年老体衰、病后产后气血不足、记忆力下降等；大枣也是一味健脾补血要药，同龙眼肉煮粥服食，可起到协同作用。

❹ 龙眼肉蒸鸡蛋

材料：龙眼肉 30g，鸡蛋 1 只。

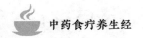

制法：先将龙眼肉加水150mL，煮开后放冷，倒入碗中，然后将鸡蛋打入，搅拌均匀，上锅隔水蒸熟。

适应证与原理：本品有健脾、益气血的功效，适用于脾胃虚寒型胃下垂，症见腹痛时作时止，喜热怕冷，饱食或疲倦时加剧，大便多溏，腹胀，偶有呕吐等症状。

❺ 龙眼肉煲猪心汤

材料：龙眼肉40g，猪心500g，姜、盐适量。

制法：先将猪心剖开，剔去脂肪、筋膜；将龙眼肉用清水洗净；姜去皮。将猪心、龙眼肉、姜全部放入已经滚开的水中，用慢火煲3小时，加入少许盐调味即可。

适应证与原理：本品适用于心悸者。龙眼肉健脾开胃，养血补心，宁神益智，特别是对神经性心悸有一定的作用。猪心可加强心肌营养、增强心肌收缩力，亦可安神定惊，养血养心。

玉竹

——治口渴津伤、降糖美颜的佳品

有的人常会出现干咳少痰、咯血等症状，多属于中医学所说肺阴虚证。肺阴虚证又称肺阴亏损，是指肺脏的阴津亏损和阴虚火旺所表现的证候，多由久咳伤阴、痨虫袭肺，或热病后期阴津损伤所致。这类患者常会有燥咳、声音嘶哑、烦热口渴的现象。此时应该怎么办呢？除了多补充水分，服用常规药物以外，可以选择玉竹这味药物。玉竹为治口渴津伤、降糖美颜的佳品。

玉竹为百合科植物玉竹的干燥根茎，盛产于我国湖南、河南、江苏等地。

玉竹是一味味甘、性微寒的补虚药，具有养阴润燥、生津止渴的作用。其养肺胃之阴而不滋腻，清热而不甚寒凉，对中医辨证属于肺胃阴虚证所致燥咳、烦热口渴的患者都可以使用。

用法用量： 可用于煲汤等，建议用量 6～12g。

注意事项： 因玉竹性较寒凉，故脾胃虚寒者不宜服用。

食-疗-妙-方

❶ 玉竹党参粥

材料：玉竹 20g，党参 30g，大米 50g。

制法：先将玉竹、党参煎煮取汁，去渣后放入大米，再加适量水煮粥即可。

适应证与原理：本品适用于气阴两虚之疲乏无力、自汗、心悸怔忡、胃纳不佳、口干、手足心热或盗汗、少寝多梦等。党参性平，具有补脾益肺、养血生津的功效，多用于治疗脾肺两虚证及气虚证；而玉竹具有养阴润燥、生津止渴的作用。

❷ 玉竹瘦肉汤

材料：玉竹 15g，瘦猪肉 100g、姜、盐适量。

制法：瘦猪肉切片，放入砂锅中煮沸后，去浮沫，加入玉竹及适量的姜，文火煮至肉熟烂，加入盐调味即成。

适应证与原理：本品适用于慢性咽喉炎、肺结核、久咳痰少、气喘乏力等。玉竹养阴、润肺、止咳；瘦猪肉性平、味甘，具有补肾滋阴、润肠胃、生津液的作用。

❸ 玉竹茶

材料：玉竹 9g。

制法：将玉竹制成粗末，用沸水冲泡 30 分钟后即可，代茶频饮。

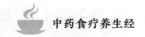

适应证与原理：本品适用于体虚而面色不悦、肌肤不仁者。因玉竹可养阴润燥、生津驻颜、润肌泽肤、延年。

❹ 玉竹麦冬鸭

材料：玉竹 50g，麦冬 50g，老母鸭 1 只（约 750g），黄酒适量。

制法：玉竹、麦冬装入白纱布袋中，鸭去掉内脏，洗净滤干，将药袋放入鸭腹内后，用旺火隔水蒸 4 小时，至鸭肉酥烂时离火，取出药袋，再将药汁绞入鸭汤中，淋入适量黄酒即成。

适应证与原理：本品对阴虚口渴，大量饮水仍不解渴之糖尿病"上消证"有补养作用。玉竹、麦冬均味甘、性微寒，可养阴润燥、除烦止渴，加入鸭肉炖食，具有养阴润燥、生津止渴、强心利尿、清肺热、降血糖等功效。

黄 精

——气阴双补，口渴常用

日常生活中，有些人会出现干咳少痰、倦怠乏力、食欲不振、腰膝酸软等症状，其实这在中医学中多属于气阴两虚证。针对这种情况，应该如何利用食疗来进行调养？我们推荐黄精这味药食两用的佳品，气阴双补，口渴常用。

黄精为百合科植物滇黄精、黄精或多花黄精的干燥根茎，盛产于我国河北、云南、贵州等地。

黄精是一味味甘、性平的补虚药，具有补气养阴、健脾、润肺、益肾的作用。对中医辨证属于气阴两虚者可以使用。黄精在食疗中可滋补脾肺肾之阴。

用法用量：可用于煲汤、泡酒等，建议用量 10 ～ 30g。

注意事项：由于黄精滋补力佳，若运化不及会导致体内痰湿壅滞，故脾胃虚弱、形体肥胖、胸闷泛恶、神疲倦怠、纳少痰多及气滞腹胀者不宜使用。

食·疗·妙·方

❶ 黄精鸡

材料：黄精100g，鸡1只（约1500g），料酒、盐、白糖、葱段、姜片适量。

制法：将黄精洗净切段，将鸡宰杀、去毛，洗净内脏、爪，下沸水锅焯去血水，捞出用清水洗净。锅内放鸡、黄精和适量水，加入料酒、盐、白糖、葱段、姜片，武火烧沸，改为文火炖烧，至鸡肉熟烂，拣去黄精、葱、姜，出锅即成。

适应证与原理：本品适用于体倦乏力、虚弱羸瘦、纳呆食少、肺痨咳血、筋骨软弱、风湿疼痛等。黄精补中益气、润心肺、强筋骨；加之鸡肉温中补气、补髓填精。两者相配，具有补中益气、润肺补肾的功效。

❷ 黄精肉饭

材料：黄精25g，粳米100g，瘦猪肉300g，洋葱150g，料酒、盐、白糖、葱花、姜末适量。

制法：将猪肉洗净，切丝；洋葱去老皮，洗净切丝；黄精洗净，切薄片。炒锅烧热，放入猪肉丝煸炒至水干，加入料酒、盐、白糖、葱花、姜末，煸炒至肉将熟，加入洋葱丝和适量水，小火焖烧至熟烂。将米洗净入锅，加适量水，大火煮沸时加入黄精，煮至水将收干，倒入肉菜，改为小火焖煮至饭熟即成。

适应证与原理：本品适用于心血管系统疾病者。黄精具有补中益气、润心肺、强筋骨等功效，现代药理研究证明，黄精有降压、防止动脉粥样硬化的作用；猪肉有滋润肠胃、生津液、丰肌体、泽皮肤的功效；洋葱有降血脂、降血压等作用。三物与粳米共煮成饭，具补中益气、润泽皮肤等功效。

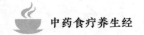

❸ **黄精熟地脊骨汤**

材料：黄精 50g，熟地黄 50g，猪脊骨 500g，盐适量。

制法：将猪脊骨洗净、斩件，黄精、熟地黄分别用清水洗净，与猪脊骨一起放入砂煲内，加清水适量，武火煮沸后，改用文火煲 2～3 小时，加适量盐调味即可。

适应证与原理：本品具有补肾填精的功效，用于眩晕耳鸣、腰膝酸软、健忘失眠、倦怠神疲等。黄精味甘、性平，可滋补强壮、补肾填精；熟地黄味甘、性温，可滋阴补血、填精益髓；猪脊骨味甘、性温，入肝肾经，可滋补肾阴、填补精髓。

❹ **延年酒**

材料：黄精 100g，苍术 120g，天冬 90g，松叶 180g，枸杞子 150g，白酒 8000g，蜂蜜适量。

制法：将黄精、苍术、天冬、松叶、枸杞子去杂洗净，黄精、苍术、天冬切片，一起置于瓷坛内加白酒后盖严，放入水浴锅，使水没至酒坛的 4/5 左右。炖煮至酒沸，用竹竿搅拌 1 次，兑入蜂蜜，继续炖至酒花迅速集中时离火。用油蜡纸密封，放置 3～4 个月即可服用。

适应证与原理：本品适用于中老年人须发早白、视物昏花、风湿痹证、四肢麻木、腰膝酸软等。黄精可补中益气、滋补强壮；苍术可健脾解郁；天冬可养阴生津；松叶可祛风燥湿；枸杞子可补肾益精。

百合

——鳞茎像朵花，润肺止咳效果佳

在日常生活中，尤其是干燥的秋季，部分人常会出现燥热咳嗽、痰中带血这些症状，这在中医辨证中多属于肺阴虚证，常见于咳嗽、失音、咯血等，相当于西医学的支气管炎、支气管扩张、肺炎、肺结核等疾病。此时应该怎么办呢？除了服用常规药物以外，可以选择百合这味药食两用的佳品进行膳食调养。百合鳞茎像朵花，润肺止咳效果佳。

百合为百合科植物卷丹、百合或细叶百合的干燥肉质鳞叶，盛产于我国湖南、浙江等地。

百合是一味味甘、性寒的补虚药，具有养阴润肺、清心安神的作用。对中医辨证属于心肺阴虚证，出现燥热咳嗽、痰中带血的患者可以使用。

用法用量：可用于蒸食、煮粥等，建议用量 30 ～ 50g。

注意事项：由于百合性寒凉，脾胃虚寒、便溏者不宜使用。

食·疗·妙·方

❶ 百合二汁汤

材料：百合 100g，甘蔗汁、萝卜汁各半杯，蜂蜜适量。

制法：先将百合洗净，加水煮烂后纳入二汁及蜂蜜，煮沸即可。分 2 次服。

适应证与原理：百合甘凉清润，主入肺、心经，长于清肺润燥止咳；甘蔗入肺，亦可生津润燥；萝卜入肺，可祛痰润肺。三者合用，可润肺止咳，生津止渴。

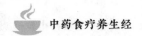

❷ 百合银耳雪梨汤

材料:百合 30g,雪梨 1 个,银耳 2 朵,小枣 10 颗。

制法:将百合用清水浸泡一夜,百合掰成小块;银耳用温水泡 20 分钟,将泡好的银耳去根,撕成小块;雪梨去皮、核,切成小块。将所有原料放入锅内,加入适量的水,烧开后调成小火炖煮 20 分钟。待锅内汤品炖至稍微黏稠时,开大火,加入适量的冰糖,待冰糖融化后出锅。

适应证与原理:本品有滋阴润肺的功效,对于干咳、痰不多、咽喉干燥、疼痛等都有很好的效果。女人秋季多喝此汤可以润肤美颜。其中,百合是一味滋补佳品,补益兼清润;雪梨生津止渴,润喉祛燥,使人清爽舒适;银耳滋润而不腻滞,有养阴清热、润燥之功。

❸ 木耳芹菜炒百合

材料:百合 20g,木耳 50g,芹菜 300g,蒜末、盐、淀粉适量。

制法:木耳用清水浸淋后择洗干净;芹菜洗净后切小段;百合洗净。木耳、芹菜、百合焯水后捞起备用。锅内放少量油,烧热后加入蒜末爆香,加入木耳、芹菜、百合翻炒,最后加入适量盐调味,再用淀粉勾芡即可。

适应证与原理:本品味醇而不腻,脆甜清香,具有补益五脏、养阴清热的作用,对于胃口差、食欲下降者,可增进食欲。

枸杞子

——养生补血,益寿延年

在手机、电脑充斥的时代,很多人都会出现两目干涩、视物昏花等症状,这在中医辨证中多属于肝肾亏虚证。这类人平素嘴唇指甲颜色浅淡,容易出现头晕耳鸣、腰酸疲乏，女性还可能出现月经不调、经少经闭等现象。平时在膳食中加入药食两用的枸杞子，可以滋补肝肾、养血补精、明目，为养生补血、益寿延年之良品。

枸杞子为茄科植物宁夏枸杞的干燥成熟果实，盛产于我国宁夏、甘肃、新疆等地。

枸杞子是一味味甘、性平的补虚药，具有滋补肝肾、明目乌发的作用。对中医辨证属于肝肾亏虚证，出现两目干涩、视物昏花者可以使用。由于枸杞子能滋阴润肺而止咳，还可用治肺肾阴虚之虚劳咳嗽。

用法用量：可用于泡酒、蒸食等，建议用量 10～15g。

注意事项：由于枸杞子甘平质滋润，脾虚便溏者不宜用。

食·疗·妙·方

❶ 蜜汁枸杞

材料：枸杞子 20g，蜂蜜 20g。

制法：枸杞子洗净，放入小碗中，加蜂蜜及适量水，入蒸笼蒸 20 分钟即可。

适应证与原理：本品味道甘甜可口，常服可延年益寿，充实正气，补气养血。其中，枸杞子可滋补肝肾，有抗氧化、抗衰老的作用；蜂蜜可消除疲劳，增强抵抗力。

❷ 枸杞酒

材料：枸杞子 50g，白酒 500g。

做法：枸杞子拣去杂质洗净，放入瓶中，加白酒密封，置阴凉干燥处，每三天摇动一次，半个月后即可饮用。通常每次用 10～30mL，不可过量。

适应证与原理：枸杞子味甘、性平，入肝、肾经，可滋补肝肾。酒助药性，

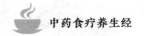

药借酒势，制成的枸杞酒适用于肝肾亏虚和早衰早老等。

❸ 枸杞枇杷膏

材料：枸杞子、枇杷果、黑芝麻、桃仁各 50g。

制法：将枇杷果、桃仁切碎，枸杞子、黑芝麻洗净，加水浸泡后放入锅内，大火烧沸，小火熬煮 20 分钟，取煎汁 1 次，加水再煮，共取液 3 次，合并煎液，用小火浓缩至膏状，加 1 倍量的蜜即成，冷却装瓶待用。

适应证与原理：本品适用于体质软弱、肺燥干咳者。其中，枸杞子味甘、性平、质滋润；枇杷果可润肺止咳；黑芝麻作为食疗品，可补肾润燥；桃仁入肺经，益肺肾补虚，平喘咳润燥。

❹ 枸杞子牛肝汤

材料：枸杞子 10g，牛肝 500g，平菇 100g，胡萝卜 50g，鲜香菇 100g，菠菜 100g，粉丝 30g，酱油、盐、酒适量。

制法：将枸杞子放在瓦罐内，加水，小火煎液，滤渣留汁备用；将牛肝、平菇、香菇、胡萝卜洗净切片；粉丝泡软，切段；菠菜洗净备用。锅内放汤，加胡萝卜片，煮沸后再入平菇、枸杞子汁、酱油、盐、酒，再煮沸后放入牛肝、粉丝、香菇、菠菜，煮熟即成。

适应证与原理：本品适用于须发早白、体质虚弱、头晕耳鸣等。其中，枸杞子滋补肝肾；牛肝含有丰富的营养物质，入肝经，可养血补肝，共同起到补中益气、养心明目、健脾开胃之功。

桑椹

——来杯桑椹汁，补肾养颜效果佳

你是否会出现腰膝酸软、潮热盗汗的现象？晚上睡眠质量差，还经常失眠多梦？如果你的回答是肯定的，那说明你的身体出现了肾阴虚的情况。肾阴虚，是肾脏阴液不足表现的证候，多由久病伤肾，禀赋不足，房事过度，或过服温燥劫阴之品所致。这类人群平素形体消瘦，易感到头晕目眩、眼睛干涩，男子阳强易举，女子经闭经少。那么，如何在日常膳食调养中改善这种情况呢？我们推荐桑椹这味中药。桑椹不仅可以滋阴补血，还能生津止渴，用于治疗阴虚证。来杯桑椹汁，补肾养颜效果佳。

桑椹为桑科植物桑的干燥果穗，盛产于我国江苏、浙江、湖南等地。

桑椹是一味味酸甘、性寒的补虚药，具有滋阴补血、生津润燥的作用。对中医辨证属于肝肾亏虚证之两目干涩、视物昏花者可以使用。同时由于其能滋阴润肺而止咳，可用于肺肾阴虚之虚劳咳嗽。桑椹在食疗中也具有良好的滋补肝肾效果，正如《滇南本草》所说："益肾脏而固精，久服黑发明目。"

用法用量： 可用于煲汤、泡酒等，建议用量 20～30g。

食·疗·妙·方

❶ 桑椹牛骨汤

材料：桑椹干 25g，牛骨 250g，姜、葱、盐适量。

制法：将桑椹洗净，加酒、糖少许蒸制。另将牛骨置深锅中水煮，开锅后撇去浮沫，加姜、葱再煮。见牛骨汤汁发白时，表明牛骨的钙、磷、骨胶等已溶解到汤中，随即捞出牛骨，加入已蒸制的桑椹，开锅后再去浮沫，用适量盐调味后即可饮用。

适应证与原理：本品有滋阴补血、益肾强筋之功效，适用于骨质疏松症、更年期综合征；对肝肾阴亏引起的失眠、头晕、耳聋、神经衰弱等也有疗效。其中，桑椹含有丰富的维生素、葡萄糖、苹果酸，可滋阴生津。

❷ 桑椹黑豆大枣糖水

材料：鲜桑椹 50g，黑豆 30g，大枣 4 粒，红糖 20g。

制法：黑豆用净水浸泡 2 小时，滤去水，洗净；桑椹洗净，用水稍浸泡；大枣洗净，去核。将桑椹、大枣和黑豆放入宽口瓦煲，加 4 碗水煮沸，转小火煲 40 分钟，至软烂，放红糖，待红糖融化后即可。

适应证与原理：本品可补肝肾、健脾胃、美白乌发、明目抗衰。其中，桑椹中含有丰富的天然维生素 C，可通过改善免疫机能，起到抗氧化、延缓衰老、润肤美容的功效。黑豆富含维生素 B 和维生素 E，可以美容养颜。

❸ 桑椹粥

材料：桑椹 30g（鲜桑椹用 60g），糯米 60g，冰糖适量。

制法：将桑椹洗干净，与糯米同煮，待煮熟后加入冰糖即可。

适应证与原理：本品可以滋补肝阴，养血明目，适用于肝肾亏虚引起的头晕眼花、失眠多梦、耳鸣腰酸、须发早白等。

❹ 桑椹醋

材料：桑椹 800g，陈年醋 1000mL。

制法：桑椹清洗干净后，以纸巾擦干表面水分，放置数小时彻底风干。取一个干净且干燥的玻璃罐，将桑椹、醋放进去，把盖口密封。桑椹含有天然糖分，可不加冰糖，将罐口密封。静置在阴凉处 3～4 个月后即可。用凉开水稀释 8～10 倍，饭后饮用。

适应证与原理：桑椹中的铁元素和维生素 C 含量极高，这两种元素与红细胞生成密切相关。桑椹有补血养气、乌发、安定神经、预防感冒、益肾、帮助消化、预防便秘等功效。与醋同酿，会促进消化功能，尤其适合消化不良，气血不足的人群。

黑芝麻

——常吃黑芝麻，拥有亮丽乌发

在日常生活中，因生活工作压力比较大，有一些人，尤其是中年人群，会出现须发早白、四肢无力、头晕目眩的症状，这多属于中医学所说的精血亏虚。所谓精血亏虚，即指肾的精血不足，从而导致头发缺少营养供应，引起头发变白、脱落的现象。这类人群平素还会有视物模糊不清、腰膝酸软的表现。此时除了服用常规药物以外，推荐黑芝麻这味食补佳品。黑芝麻甘平，补肝肾、益精血效佳，常吃黑芝麻，拥有亮丽乌发。

黑芝麻为脂麻科植物脂麻的干燥成熟种子，盛产于我国山东、河南、湖北、江西等地。

黑芝麻是一味味甘、性平的补虚药，具有补肝肾、益精血、润肠燥的作用。对中医辨证属于精血不足、肝肾不足所致的头晕眼花、须发早白、四肢无力等可以使用。由于黑芝麻药性平和，香甜可口，为食疗佳品。

用法用量：可用于煮粥、制作点心等，建议用量 9～15g。

注意事项：黑芝麻质润，脾虚大便溏泻者忌用。

食·疗·妙·方

❶ 芝麻糯米饭

材料：黑芝麻 125g，糯米 125g，制何首乌 15g。

制法：黑芝麻淘净、炒熟、研碎；糯米淘净；制何首乌洗净后煎浓汁，再加入黑芝麻、糯米及适量清水蒸熟即可。

适应证与原理：本品适用于肝肾亏虚所致须发早白。其中，黑芝麻、制何首乌均有补肝肾、乌须发之功。

❷ 桑椹芝麻糕

材料：黑芝麻 60g，桑椹 30g，糯米粉 700g，粳米粉 300g，白糖适量。

制法：将桑椹洗净，放入锅中，加清水煎汁备用；黑芝麻淘净，放入锅中，文火炒至香熟。用桑椹汁和适量清水和匀糯米粉、粳米粉，加白糖适量，揉成团做成糕，撒上黑芝麻，上笼蒸 20 分钟，出笼即成。

适应证与原理：本品适用于腰膝酸软、头发早白、食欲不振、便秘等。桑椹中富含铁元素和维生素 C，具有补血养血的功效。黑芝麻滋肝肾、健脾胃、益气血。

❸ 芝麻玫瑰饼

材料：芝麻 1 把，玫瑰花 1 朵，鸡蛋 1 个，面粉 1 碗，油、盐适量。

制法：将芝麻清洗干净，玫瑰花瓣切成丝备用；面粉加水和成稀面糊，打入鸡蛋混合均匀，加入芝麻、玫瑰花瓣丝及盐。平底锅烧热放油，油热后倒入面糊，摊成厚度约 0.5cm 的薄饼；当薄饼两面呈金黄色时起锅，将面饼切成小块后装盘即可。

适应证与原理：黑芝麻富含维生素 E，可清除体内代谢产物，减少体内自由基的产生，还含有不饱和脂肪酸亚油酸；玫瑰花可以舒发体内郁气，起到镇静、安抚的作用。二者合用，可以达到美容养颜的效果。

❹ 黑芝麻糊

材料：黑芝麻 70g，糯米粉 35g，白砂糖、清水适量。

制法：将黑芝麻淘净后沥干水分，取炒锅倒入黑芝麻，开小火不断翻炒（火不要开大，以免炒煳），直至炒出黑芝麻的香味，即可盛出备用。再将糯米粉也倒入锅中干炒一会儿，盛出备用。将黑芝麻打成粉，倒入小锅中，加适量清水拌匀，以没过黑芝麻为宜；将锅放在电磁炉上加热，一边搅拌一边倒入糯米粉；煮开后加入白砂糖，搅拌至融化后即可关火盛出食用。

适应证与原理：本品适用于高血压及头发早白、头晕耳鸣等。其中，黑芝麻作为食疗品，可益肝补肾。

芡实
——既补脾止泻，又益肾固精

在日常生活中，有一些人常常食欲不振，伴有慢性腹泻、夜尿频多、久站久立而腰膝疼痛等，或者出现食少纳差、肢软腹胀、大便溏稀的症状。这多属于中医学所说的脾肾两虚。这类人群还可表现出久泻久痢、肢体乏力、遗精、小便频数、妇女带下、小儿遗尿等症状。此时除了服用常规药物外，还可以从饮食上进行辅助调养。芡实就是一味非常适合的平补药材，既补脾止泻，又益肾固精。

芡实，又名芡实米、鸡头米，为睡莲科植物芡的成熟种仁，主产于湖南、江苏、湖北等地。

芡实是一味味甘、性平的固肾缩尿止带药，有补脾止泻、益肾固精、除湿

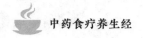

止带的功效，能够治疗慢性泄泻、小儿遗尿、老人小便频数、男子遗精、女子带下等中医辨证为脾肾两虚者。

用法用量：可用于煲汤、炖煮等，建议用量 10 ～ 30g。

注意事项：芡实有固涩功效，故便秘者及产后妇女应忌服。

食·疗·妙·方

❶ 芡实大米粥

材料：芡实 30g，大米 50g，冰糖适量。

制法：将洗净的大米和芡实放入锅中，加适量清水熬粥，煮沸后改小火慢炖 30 分钟，至粥状即可。

适应证与原理：本品具有补脾祛湿止泻的功效，可有效改善脾虚久泻的症状。其中，芡实益肾固精，健脾止泻，味甘而补益，涩而收敛；大米补中健脾，益气养胃。

❷ 芡实鱼头汤

材料：芡实 20g，鱼头 1 个（约 200g），姜片 6g，料酒、油、盐适量。

制法：将鱼头洗净，加入适量姜片、料酒、油、盐拌匀，然后将鱼头和芡实一同放入锅中，加适量水炖煮，煮沸后改小火慢炖 30 分钟即可。

适应证与原理：本品具有补脑益智、缓解神经衰弱的功效，可用于神经衰弱。芡实归脾、肾经，味甘、性平，能补中益气、补肾固精；鱼头富含营养，可安神、健脑，缓解衰老，补益人体正气。

山茱萸

——腰酸腿软体质虚，快快来食山茱萸

在快节奏的生活中，很多人会在身体上或心理上出现问题，一旦产生较大的压力，或者过度劳累，就会出现各种各样的不适，有的人会感到腰部和膝盖酸软无力，甚至隐隐作痛，头晕耳鸣，眼花，睡眠质量下降，记忆力下降等。这是什么原因呢？其实这多属于中医学所说的肾阴虚。这种情况多是由于劳累，导致肾脏阴液的消耗和损害，津液精血不足，滋润濡养功能减退。除了注意调节自己的情绪和服用常规药物以外，还可以在日常生活中进行膳食调养。山茱萸是非常适合的药食两用佳品。腰酸腿软体质虚，快快来食山茱萸。

山茱萸是山茱萸科植物山茱萸的干燥成熟果肉，俗称"枣皮"，主要分布于我国山西、陕西、甘肃、山东等地。

山茱萸是一味味酸涩、性微温的固精缩尿止带药，具有补肝肾、益气血、健胃、利尿等功效，对于因为肝肾不足所导致的腰膝酸痛、眩晕耳鸣、阳痿遗精、月经过多等症者可以使用。

用法用量：可用于熬粥，也可泡酒、制果酱，建议用量 6 ～ 15g。

注意事项：山茱萸酸涩而温，有舌苔黄腻、身体易出油出汗、四肢沉重等湿热症状者，需谨慎服用。

食·疗·妙·方

❶ 山茱萸粥

材料：山茱萸 15g，粳米 60g，白糖适量。

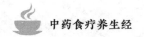

制法：先将山茱萸洗净、去核，与粳米同入砂锅中煮粥，待粥将熟时，加入白糖，稍煮即成。

适应证与原理：本品适用于肝肾阴虚导致的头晕目眩、耳鸣腰酸者。其中，山茱萸补益肝肾、收涩固脱，具有滋补肝肾的功效；粳米补中益气、健脾和胃，与山茱萸共同熬制成粥，使其更易于吸收，发挥益肾固脱的功效。

❷ 萸肉黄芪羹

材料：山茱萸 10g，黄芪 20g。

制法：将黄芪和山茱萸放入锅中，加水 600～800mL，大火烧开后改小火煮至剩余 200mL 的药液，饭后温服。

适应证与原理：本品适用于肺脾气虚所致的多汗、自汗。其中，山茱萸味酸、性温，益阴敛汗；黄芪性温、味甘，能够健脾益气、固表止汗，二药合用，具有养阴益气止汗的功效。

❸ 固精核桃膏

材料：山茱萸 400g，五味子 150g，核桃 500g，冰糖 250g。

制法：山茱萸洗净滤干。五味子洗净后倒入瓦罐中，加冷水浸泡半小时，用小火煎成浓汁，待煎半小时剩半碗药汁时，滤出药汁后再加水一碗半，煎第二次，约剩半碗药汁时，滤出药渣。核桃去壳，将核桃肉连衣倒入大碗内，加入五味子浓汁浸泡半小时，然后将山茱萸倒入拌匀，上面放冰糖，大碗上加盖后，用大火隔水蒸 3 小时后即可服用。

适应证与原理：本品具有补肾填精、保健强肾的功效，肾虚遗精者可以经常服用。其中，山茱萸收敛固脱、补益肝肾；五味子收敛固涩、益气生津、补肾宁心；核桃温补肺肾、固精定喘；冰糖养阴生津，同时具有调味作用。

杜仲叶

—— "轻身耐老" 之上品

现代人对养生越来越重视，"减肥""减脂""抗衰老"等成为关注的重点。而免疫力低下，则容易出现失眠、腰痛、体型肥胖等。这种情况多是由于肝肾不足导致自身衰老速度加快。要改善这种情况，杜仲叶是不二之选。杜仲叶，为"轻身耐老"之上品。

杜仲叶为杜仲科植物杜仲的干燥叶，全国各地均有分布。

杜仲叶是一味味微辛、性温的药物，具有补肝肾、强筋骨的作用，对于肝肾不足所致的头晕目眩、腰膝酸痛、筋骨痿软等尤为适宜。杜仲叶可护肝补肾、美容养颜、增强免疫力，还可通便利尿、降压降脂、安神助眠、改善肥胖等，高血压患者、习惯性流产妇女、小儿麻痹后遗症者亦可服用。

用法用量： 煎汤代茶饮或研末冲服，建议用量 3 ~ 6g。

注意事项： 因杜仲叶性温，故有手心脚心发热、口干舌燥、失眠盗汗等阴虚火旺症状者慎服。

食-疗-妙-方

杜仲茶

材料：杜仲叶 6g，绿茶适量。

制法：杜仲叶研末，同绿茶冲服。或杜仲叶水煎，不要超过 10 分钟，代茶饮。

适应证与原理：本品适用于肾阳不足，冲任不固，胎失所养导致的胎动不

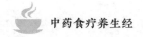

安等，或高血压有肾阳不足表现者。杜仲叶归肝、肾经，辛温补肾，具有强筋骨、通经络等作用；绿茶具有降血脂、降血压等作用。二药同用，具有益肝肾、强筋骨的作用。

松花粉

——抗衰老的美味

有一些人明明年龄不大，却感觉比他人更易衰老，而且还有不思饮食、经常便秘等情况。这是什么原因呢？这很可能是因为气血不足，使身体得不到充足的养护所致。这种情况，除了使用药物治疗外，还可以在日常膳食中调理身体，进行辅助治疗。松花粉就是一味具有延缓衰老作用的药食两用佳品。

松花粉为松科植物马尾松、油松或同属数种植物的干燥花粉，产自辽东半岛、山东、江苏、浙江、福建和台湾等地。

松花粉是一味味甘、性温的补虚药，具有收敛止血、燥湿敛疮的作用，可用于面色黄暗、皮肤红疹、瘀血瘀斑等中医辨证属于气虚血瘀者。松花粉在食疗方中应用，可起到延缓衰老、美容祛斑、开胃通气的作用。

用法用量： 可用于制羹，建议用量 3 ～ 9g。

注意事项： 花粉过敏者及孕妇禁服。

食-疗-妙-方

❶ 什锦水果羹

材料：低温破壁松花粉 5g，苹果肉 30g，凤梨肉、龙眼肉、冬瓜、葡萄干各 20g，粳米 60g。

制法：将葡萄干和粳米洗净后同煮，至七成熟后加入其余果肉丁煮熟，最后放入松花粉调匀即成。

适应证与原理：本品适用于早衰及其出现相关症状表现者。松花粉味甘、性温，入肝、脾经，具有补肝肾、养气血的作用，其余瓜果均可调中益气，与松花粉共同制作成什锦水果羹，具有补血益肾、养气血、延缓衰老、美容祛斑的功效。

❷ 鸭梨羹

材料：低温破壁松花粉 5g，鸭梨 2 个，粳米 110g。

制法：将梨洗净去长梗，带皮连子一起切碎后与粳米同煮，煮熟后加入松花粉调匀即成。

适应证与原理：本品适用于胃肠功能紊乱者。松花粉入脾经，健脾益气，使脾气健旺不受病；鸭梨补养阴液，益胃生津，通降胃气，助消化、通大便；粳米味甘、性平，可补胃气、养五脏。三者合用，具有健脾胃、调中气的功效。

白扁豆花

——健脾化湿效果佳

在夏秋季节，一些人常伴有与季节密切关联的湿气和暑热，出现心烦燥热、咽干口燥、呕吐腹泻、白带异常等。这多属于中医学所说的脾虚湿盛。此类人群在高热时节常表现为发热、头昏、恶心欲吐、肢体困重等。此时除了服用常规药物外，还可以从膳食上进行辅助调理。白扁豆花就是一味消暑化湿的药材，健脾化湿效果佳。

白扁豆花，又名南豆花，为豆科植物扁豆的干燥花，主产于安徽、湖南、

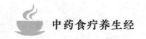

河南等地。

白扁豆花是一味味甘、性温的补虚药，具有消暑、化湿、和中的功效，可用于治疗暑热神昏、湿滞中焦、水肿、带下等中医辨证为脾虚湿盛的病症。白扁豆花在食疗方中，可起到解暑气、化湿气的作用。

用法用量： 可用于煲汤、炖煮等，或代茶饮，建议用量 3 ～ 10g。

注意事项： 由于白扁豆花甘温，化湿行气，故有面红目涩、大便干结，或干咳、骨蒸潮热等阴虚血燥症状或气虚者慎用。

食-疗-妙-方

❶ 白扁豆花陈皮茶

材料：白扁豆花 6g，陈皮 3g，茯苓 3g。

制法：将白扁豆花、陈皮、茯苓粉碎后一同放入锅中，加水 300mL，煎煮 10 分钟即可，代茶饮用。

适应证与原理：本品适用于暑湿泄泻。白扁豆花味甘、性温，有解暑化湿、行气和胃之功；陈皮芳香燥湿，理气健脾；茯苓甘淡而利水渗湿，调节机体的体液代谢。三者合用，具有解暑化湿的功效。

❷ 白扁豆花粥

材料：白扁豆花 10g，粳米 150g，冰糖适量。

制法：将洗净的粳米放入锅中，加适量的清水熬粥，米熟后向锅中加入白扁豆花和适量的冰糖，再用文火慢煮约 10 分钟即可。

适应证与原理：本品适用于白带异常，亦可去除眼袋，养颜美容。其中，白扁豆花入脾经，健脾行气化湿，运化脾经水湿，调节水液代谢；粳米调和脾胃，补中益气。两者合用，具有祛湿利水、调理带下的功效。

铁皮石斛

——千古仙草，养生有奇效

日常生活中，亚健康状态可用铁皮石斛调理。铁皮石斛还可用于解酒，对神经衰弱、高血压、高血脂、高血糖、肿瘤后期、极度衰弱等亦有很好的疗效。千古仙草，铁皮石斛养生有奇效。

铁皮石斛又名黑节草、云南铁皮、铁皮斗，为兰科植物铁皮石斛的干燥茎，产于四川、贵州、云南等地。

铁皮石斛是一味味甘、性微寒的补虚药，具有补胃肾之阴、清胃火、降肾火的功效，可用于胃阴虚有热之低热烦渴、胃脘嘈杂、隐痛等。

用法用量：可鲜食或用于煲汤、炒菜、炖煮等，建议用量 10～15g。

注意事项：铁皮石斛性寒，故有大便溏泻、脘腹痞满、四肢浮肿、胃寒喜暖等脾胃虚寒症状的患者应少服。

食-疗-妙-方

❶ 石斛鳝鱼汤

材料：铁皮石斛 15g，当归 12g，党参 12g，黄鳝 500g，料酒 10mL，生姜 12g，大蒜、醋、盐、酱油、葱段、胡椒粉各适量。

制法：黄鳝切丝备用，铁皮石斛洗净，生姜洗净切丝，党参、当归装入纱布袋扎紧口备用。将黄鳝、铁皮石斛、中药袋及调料一并放入砂锅内，加适量清水，先用武火烧沸后，去掉浮沫，再用文火煎煮 1 小时，取出药袋，加入盐即可。

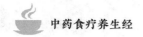

适应证与原理：本品对身体虚弱之人有很强的补益功能，用于治疗气血两虚。铁皮石斛益气养阴；党参健脾益肺，养血生津；当归补血活血，调经止痛，润肠通便；黄鳝味甘、性温，能益气血、补肝肾。共制成汤，具有补气养血、温阳健脾、滋补肝肾的功效。

❷ **石斛银耳羹**

材料：铁皮石斛纯粉、银耳各 15g，冰糖 150g，鸡蛋 1 个，猪油少许。

制法：银耳在 30 ～ 35℃的温水中浸泡 30 分钟，待其发透后去蒂头洗净，撕成瓣状，放入锅中，加适量水；铁皮石斛纯粉先以温水化开后再加入锅中，先武火烧沸后再文火熬 3 个小时。将冰糖放入另外一个锅中加水，置于武火上熬成汁。在煮银耳的锅中兑入鸡蛋清，搅匀后撇去浮沫，然后将糖汁缓缓冲入银耳锅中，起锅前加少许猪油即成。

适应证与原理：本品可缓解虚劳、内伤虚损等症状。铁皮石斛补肾填精、养胃阴、益气力；银耳能入肺、脾、胃、肾、大肠经，既可生津防燥、滋阴润肺、强心健脑，又可益气清肠、补脾开胃、平肝安神；鸡蛋味甘、性平，滋阴养血；冰糖养阴生津益胃。共制成羹，具有补阴益阳、润肺清燥、养阴益胃的功效。

❸ **人参石斛羹**

材料：铁皮石斛 6g，野山参 6g，蜜枣 4 枚，瘦猪肉或去皮鸡肉适量。

制法：把上述材料一同放入锅内加沸开水 5 碗，文火炖足一夜即可饮用。

适应证与原理：本品可改善哮喘、盗汗等气阴两虚症状。铁皮石斛能滋肾阴、降虚火；野山参补虚益元；蜜枣安中调气养阴，与猪肉或鸡肉炖煮成羹，具有补气养阴、填精益髓的功效。

沙棘

——沙棘味美，健脾功强

在现代生活中，因不良的饮食习惯如饮食不洁、饮食偏嗜，以及劳累过度、思虑过多，人们常会感到胃口很差，不想吃东西，这多属于中医学所说的脾气虚。这类人群平时容易肚子胀满，饭后腹胀现象更明显，并且有口不知味，甚至不想吃东西的症状。对于疾病久治不愈的患者，由于久病易消耗脾气，从而导致脾气不足，这些症状更加明显，会出现脘腹胀满、不思饮食、容易疲惫、精神不振。这个时候除了服用补脾益气的药物，还应在饮食上加以调节。可以选择沙棘这味药食两用的佳品。沙棘味美，健脾功强。

沙棘是胡颓子科植物沙棘的干燥成熟果实，盛产于我国内蒙古、新疆。

沙棘是一味味酸涩、性温的补虚药，具有健脾消食、止咳祛痰、活血散瘀的作用。对于中医辨证属于脾虚证，症见脾虚食少、食积腹痛的患者可以使用。因其较长于活血通脉，还特别适合胸痹瘀滞疼痛的患者。在食疗中，沙棘可以起到温养脾气、健胃消食之功效。

用法用量：可用于泡酒、煲汤等，建议用量 3～10g。沙棘味道偏酸，加入适量糖可使其味道更佳。

注意事项：由于沙棘酸涩、性温，体内湿热甚者慎用。

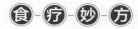

❶ 沙棘糖水

材料：鲜沙棘 100g，白糖适量。

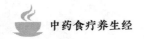

制法：将沙棘去杂洗净，放入锅中，加入适量水，煎煮约 1 个小时，加入白糖拌匀即可。

适应证与原理：本品具有消食化积的功效，可用于小儿消化不良。其中，沙棘入脾、胃经，能健脾消食化滞，常用于治疗脾虚食少或食积腹痛等。现代研究也表明，沙棘具有抗胃溃疡的作用。白糖能养胃益气生津。

❷ 沙棘酒

材料：鲜沙棘 100g，白酒 1000g。

制法：将沙棘去杂洗净，沥水，放入盛酒的坛内，密封盖，泡 10 日后即可饮用。

适应证与原理：本品常服用，可增强机体免疫力，降低患病风险。沙棘健脾益气，升举阳气，辅助正气，实验研究表明，沙棘可通过促进淋巴细胞转化、增强自然杀伤细胞活性、增加巨噬细胞吞噬能力等途径起到提高免疫力的作用；白酒温通，沙棘可借酒性行至周身体表，抗御外邪。制成酒，具有扶正助阳的作用。

❸ 沙棘果酱

材料：鲜沙棘 100g，胡萝卜 150g，白糖 200g。

制法：将沙棘去杂洗净，榨汁，滤出清汁，渣留用；胡萝卜去杂洗净，榨汁，滤出清汁，渣留用。将沙棘、胡萝卜渣混合搅碎，放入锅内，并加入沙棘汁和水，加糖煮沸，浓缩，装瓶封口。

适应证与原理：本品可用于女性养颜、抗衰老。实验研究表明，沙棘具有较好的抗氧化作用；胡萝卜甘辛无毒，入脾、肺经，能健脾化滞；白糖养阴益胃生津。制成果酱，具有行气化瘀益胃的作用。

收涩类

乌梅

——人食乌梅可止渴，蛔得乌梅则伏诛

随着人们生活质量的提高，糖尿病患者人数日益增加，这类患者平素燥热，容易出汗，时常感觉口干，喜欢多喝水，故中医学又称消渴证。那么，除了服用常规药物，还有没有其他办法改善症状呢？有个成语叫"望梅止渴"，想必大家都听说过。没错，由于乌梅味道极酸，食用可增加唾液的分泌，对糖尿病具有一定的治疗作用。但大家可能想不到，乌梅除了可以治疗糖尿病，还可以治疗蛔虫所致的呕吐腹痛。人食乌梅可止渴，蛔得乌梅则伏诛。

乌梅颜色乌黑或棕黑，味极酸，故又名酸梅，为蔷薇科植物梅的干燥近成熟果实，盛产于我国四川、浙江、福建。

乌梅是一味味酸涩、性平的收涩药，具有敛肺涩肠、生津安蛔的作用。对于中医辨证属于虚热消渴证或蛔厥证，常感口渴或腹痛的患者可以使用。乌梅在菜肴中加入，可发挥生津止渴、开胃的功效。

用法用量： 可用于煲汤、炖煮、泡酒等，建议用量 5 ～ 10g。

注意事项： 由于乌梅性收敛，凡出现恶寒发热、头身疼痛、鼻塞流涕、喉咙痒痛等外有表邪症状，或出现面红发热、恶热喜冷、痰涕黄稠、小便短赤等内有实热积滞症状的患者不宜服用。

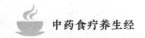

❶ 乌梅汤

材料：乌梅适量。

制法：乌梅熬成浓汤，在服蛔虫药后服用。

适应证与原理：本品对治疗蛔虫病有辅助作用，可减轻蛔虫引起的腹痛、呕吐。乌梅安蛔止痛，生津止渴，味酸而性平，"蛔得酸则静"，遇到乌梅，蛔虫会暂时安伏下来，有利于蛔虫的排出。

❷ 乌梅粥

材料：乌梅 20g，粳米 100g，冰糖适量。

制法：将乌梅洗净，加入适量清水，熬至浓稠后去渣取汁。乌梅汁中加入淘净的粳米，继续熬至米烂熟，之后加入冰糖稍煮即可。

适应证与原理：本品可用于久泻久痢的患者。乌梅味酸涩、性平，具有涩肠止泻之功效，对多种致病性细菌有抑制作用；粳米可调和脾胃，益胃生津，容易消化。两者合用制成粥，具有涩肠止泻的功效。

❸ 太子参乌梅饮

材料：乌梅 15g，太子参 15g，甘草 6g，冰糖 30g。

制法：将太子参、乌梅、甘草洗净，加入适量的清水熬煮，之后加入冰糖即可。

适应证与原理：本品可用于缓解夏季由于天气炎热所导致的心情烦躁、口渴多汗等症状。乌梅味酸、性平，善生津液、止烦渴；太子参味甘、性平，可益气生津；甘草可补脾益气，清热解毒，且对太子参与乌梅起到调和作用。三药合用，具有除烦生津止渴的功效。

❹ 乌梅大枣炖黄鱼

材料：乌梅100g，黄花鱼750g，大枣30g，盐8g，味精2g。

制法：将黄花鱼宰杀洗净、切块，放入锅中，加入适量的清水，煮沸后撇去浮沫，将乌梅、大枣洗净，放入锅中，盖上盖子，文火煮1小时，待鱼熟后加入盐、味精调味即可。

适应证与原理：本品可增强食欲，促进消化。乌梅味酸，疏肝和胃，调理气机，可治疗气滞引起的胃脘疼痛、腹胀、食欲不振；黄花鱼肉质鲜嫩可口，富含蛋白质、维生素及人体所需的微量元素，具有健脾开胃、益气安神的作用；大枣善补中益气，适用于脾胃虚弱、食少便溏等症。合用则具有和胃益气的功效。

肉豆蔻

——芳香温燥，行气止泻

夏季炎热，人们喜欢吃冷饮、冰棒解暑，有些人吃了寒凉食物，会感到腹部胀痛，久泻不止，甚至恶心呕吐，这多属于中医学所说的脾胃虚寒。这类人群平素很怕冷，手脚不温，如果吃了生冷食物或者遭受寒凉，会引起腹泻，并且胃部剧烈疼痛，用温热的东西外敷可以有所缓解。那么，除了服用常规药物以外，推荐一味可以通过食疗改善这种情况的常用调味料——肉豆蔻。肉豆蔻芳香温燥，行气止泻。

肉豆蔻为肉豆蔻科植物肉豆蔻的干燥种仁，盛产于马来西亚、印度尼西亚及我国广东、广西、云南。

肉豆蔻是一味芳香的收涩药，具有温中行气、涩肠止泻的作用。对于腹中

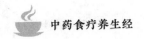

胀痛，中医辨证属于脾胃虚寒证的患者可以使用。肉豆蔻在烹饪中应用广泛。

用法用量： 可用于煲汤、煨煮、泡酒、卤烧，建议用量 3 ～ 5g。食用时需煨制去油。

注意事项： 由于肉豆蔻性温，有烦热口渴、泻下急迫、大便颜色黄褐、气味臭秽、肛门灼热等湿热症状的患者忌用。

食·疗·妙·方

❶ 肉豆蔻饼

材料：煨肉豆蔻 30g，生姜 50g，面粉 100g，红糖 50g。

制法：将肉豆蔻去壳洗净，研磨成粉末，过 100 目筛备用。将生姜去皮捣烂，加适量冷水，用纱布包裹挤出姜汁备用。将豆蔻粉、面粉、红糖放入面盆，倒入姜汁，将其和在一起，捏成饼状，烙熟即可。

适应证与原理：本品对于久泻不止有良好的效果。肉豆蔻入脾、大肠经，能温中止泻，治疗脾胃虚寒引起的泄泻；生姜辛散温通，调中气，散胃寒；红糖温胃生津，和中健脾。与面粉共同制成饼，具有温中散寒、止泻止痢的功效。

❷ 豆蔻粥

材料：煨肉豆蔻 5g，生姜 2 片，粳米 50g。

制法：将肉豆蔻洗净研磨成粉末，过 100 目筛备用。将粳米淘洗净，倒入锅中，加适量的水熬煮，煮至米快熟时将豆蔻粉、生姜片倒入，继续熬煮至粥熟即可。

适应证与原理：肉豆蔻温中行气，助脾运化之功，可促进胃肠道蠕动，促进消化，增强食欲；生姜素有"呕家圣药"之称，可温胃降逆止呕；粳米营养成分丰富，具有健脾养胃的功效。三者制成粥，具有健脾益气、温胃止呕的功效。本品适用于有食欲不振、恶心呕吐等辨证属于脾虚的患者经常食用。

❸ 肉豆蔻莲子粥

材料： 煨肉豆蔻 5g，莲子 30g（去心），粳米 50g。

制法： 将肉豆蔻洗净研磨成粉末，过 100 目筛备用。莲子用开水烫过备用。将粳米淘洗净，与肉豆蔻粉、莲子一同倒入锅中，加适量水，文火熬煮至粥熟即可。

适应证与原理： 本品对脘腹冷痛导致寝食难安的患者较宜食用。肉豆蔻味辛、性温，温中行气；莲子既可补益脾气，又可养心安神；粳米温中益气，温补中下二焦。三者熬制成粥，有健脾和胃、缓急止痛、宁心安神的功效。

覆盆子
——气香质润，收涩力强

当男性经常出现遗精、滑精，女性出现白带增多、月经淋漓，多为中医学所说的肾气不固所致。这类人群平素腰部和膝盖酸软无力，精神疲惫乏力，小便次数增多。年老体弱者，由于肾气亏虚，更容易出现头晕耳鸣、腰膝关节酸痛、遗尿、尿频、夜尿次数增多等现象。那么，如何改善肾气不固的症状呢？除了服用常规药物以外，还可以选择覆盆子这味药食两用的佳品。覆盆子气香质润，收涩力强。

覆盆子为蔷薇科植物华东覆盆子的干燥果实，盛产于我国浙江、福建、湖北、广西等地。

覆盆子是一味味甘酸、性温的收涩药，具有益肾固精缩尿的作用。对于遗尿、尿频等中医辨证属于肾气不固者可以使用。覆盆子还特别适合年老体弱者。覆盆子气香质润，可起到滋补肾气的作用。

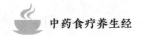

用法用量：可用于煲汤、煨煮、泡酒，建议用量 6 ～ 12g。

注意事项：由于覆盆子性温，有口干舌燥、腰膝酸软、眩晕耳鸣、手脚心发热、小便短赤等阴虚症状的患者忌用。

食-疗-妙-方

❶ 覆盆子粥

材料：覆盆子 10g，大米 100g，盐 2g。

制法：将覆盆子洗净，用纱布包好，放入锅中加入适量水，熬取汁液备用。将大米淘洗干净，放入锅中，加入适量水，武火熬煮至米粒开花后，把覆盆子汁倒入锅中，文火煮至米粥黏稠，加入盐调味即可。

适应证与原理：本品可缓解尿频、遗尿的症状。覆盆子味酸收涩，能固精缩尿，并可补肾，治疗肾虚；大米和中益气，养胃生津；盐咸而入肾，引覆盆子功效入肾经。共同熬制成米粥，便于食用，易于消化吸收，具有补肾缩尿的功效。

❷ 固精益肾猪肚

材料：覆盆子 100g，山药 100g，猪肚 500g，猪脬 50g，黄酒 20g，盐 10g，糯米适量。

制法：将山药、覆盆子洗净，山药捣碎，用 10g 黄酒润湿备用。将猪肚、猪脬洗净，用盐在内外壁擦洗，清水冲净备用。将山药、覆盆子塞入猪脬，猪脬塞入猪肚，猪肚与猪脬间的缝隙塞入糯米，用线将猪肚缝牢，放入砂锅，加适量水，武火煮沸后加入剩余黄酒和盐，再用文火煮 3 小时，煮至猪肚烂熟，拆线取出糯米、山药、猪脬、覆盆子，烘干磨成粉末装瓶，猪肚切片放入汤内稍煮即可。

适应证与原理：本品可用于肾虚所导致的遗精、滑精。覆盆子可固精缩尿，治肾虚遗精、滑精；山药可补肾气，兼有收涩之性，也可治遗精、滑精；猪肚补虚、健脾胃；猪脬补肾气、益膀胱。长时间熬煮，覆盆子、山药、猪脬的营养成分可被猪肚吸收，具有益肾气、健脾胃、固精液的功效。

❸ 覆盆子龙骨汤

材料：覆盆子 10g，猪脊骨 200g，玉米 1 个，姜 1 片，鸡精 5g，盐适量。

制法：将猪脊骨洗净切块，焯水备用，将玉米洗净切段备用。将猪脊骨、玉米、姜片一同放入锅中，中火熬煮 2 小时，之后放入盐、鸡精调味即可。

适应证与原理：本品适用于肾虚阳痿。覆盆子益肾固精缩尿，能补肾填精；猪脊骨滋阴潜阳，入肝肾经而养精血、填补精髓；玉米是粗粮中的保健佳品，能健脾开胃，对身体十分有益。共制成汤，具有补肾助阳的功效。

❹ 党参覆盆子大枣粥

材料：覆盆子 10g，党参 10g，粳米 100g，大枣 20 枚，白糖适量。

制法：将覆盆子、党参洗净放入锅中，加适量清水煎煮，去渣取汁备用。将粳米淘洗干净，大枣洗净，连同药汁一起放入锅内熬煮，待粥熟时放入适量白糖调味即可。

适应证与原理：本品为气虚体弱的产妇之补益佳品，可用于缓解产后乳汁自出等症状。覆盆子入肾经而补肾，使肾气充足，调冲任之盈亏，调整生育相关功能；党参具有气血双补之功，既可治疗气虚又可治疗血虚；大枣可养心安神，内含的大枣多糖可以促进骨髓造血。共制成粥，具有补肾调经、收敛乳汁的作用。

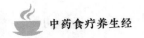

莲子

——莲子清心，失眠可选

在工作压力增加及竞争加剧的今天，失眠成为很多人遭遇过的问题。短期的失眠是正常生理现象，但有些人长期心情烦躁，夜晚难以入睡，入睡后会做梦较多，常出虚汗。这种情况多由于中医学所说的心肾不交所致。这类人群平素易感到头晕耳鸣，心情抑郁烦躁，记忆力差，容易上火生溃疡，一旦思虑过多，夜晚就会失眠多梦，睡眠质量差。另外，更年期妇女心肾失调，容易苦恼忧虑，心事重重，上述症状会更加明显，出现入睡困难、睡后易醒、多梦、心情烦躁不安。失眠最好采取自然疗法，放松心情，缓解压力，药物可能会扰乱睡眠的自然过程。那么，有没有什么食物可以对改善失眠有帮助呢？我们推荐莲子。莲子清心，失眠可选。

莲子为睡莲科植物莲的干燥成熟种子，盛产于湖南、江苏、浙江、福建。

莲子是一味味甘涩、性平的收涩药，具有益肾涩精、养心安神的作用，对于心悸、失眠等中医辨证属于心肾不交者具有缓解作用。莲子还适用于更年期妇女。

用法用量：可用于煲汤、煨煮，建议用量 6～15g。

注意事项：由于莲子味甘，有收涩之性，有大便困难无规律、大便干燥、腹部胀痛等症状的患者忌用。

食·疗·妙·方

❶ 百合莲子粥

材料：莲子 30g，百合 30g，大米 100g，冰糖 30g。

制法：将大米淘洗干净，百合、莲子洗净，一同放入锅中熬煮，待米快熟时放入冰糖，稍煮即可。

适应证与原理：本品可用于缓解失眠患者因心火旺盛导致的心烦意乱、难以入睡的症状。莲子入心、肾，对心肾均有滋补作用，可养心安神；百合味甘、性寒，可养阴清心安神，治疗精神恍惚、心悸失眠；大米和中益气生津；冰糖养阴益胃生津。四者合用，具有交通心肾、益阴生津的作用。

❷ 莲子栀子甘草茶

材料：莲子 10g，栀子 9g，甘草 6g。

制法：将莲子、栀子、甘草一同放入杯中，开水冲泡即可，代茶饮。

适应证与原理：本品对于心火上炎引起的口干心烦、溃疡疼痛有明显的缓解作用。莲子入心经，具有清心降火的功效；栀子味苦、性寒，苦寒者泻火力强，善清三焦之火，尤善清心火；甘草可清热解毒，调和诸药。三者共同，具有清心火、除烦热的功效。

❸ 莲子猪心汤

材料：莲子 50g，猪心 100g，大枣 10g，龙眼肉 10g，姜 10g，盐 2g。

制法：将猪心、莲子、大枣、龙眼肉、姜洗净，姜切片。锅中加水，放入姜片，水烧沸后，将猪心放入锅中煮 1 分钟，焯好备用。将焯好的猪心、莲子、大枣、龙眼肉一同放入锅中，加入适量水，武火炖 5 分钟后改文火炖 1.5 小时，加入适量的盐调味即可。

适应证与原理：本品可用于缓解神经衰弱的相关症状。莲子富含蛋白质及

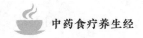

钾、钙、镁等营养元素，有强心安神的作用，可缓解心神不宁；猪心营养丰富，以心补心，可以加强心肌营养，治疗心悸；大枣含大枣多糖，能促进骨髓造血，可以养血安神；龙眼肉亦具有补益作用，可以安神补血、健脑益智。制成汤羹，则具有养血宁心安神的功效。

❹ **七味莲子羹**

材料：莲子 50g，板栗、银杏、橘饼、苹果、香蕉、蜜枣各 25g，白糖、淀粉适量。

制法：将板栗、银杏、橘饼、苹果、香蕉、蜜枣切成莲子大小的块，同莲子一并放入锅中，加适量清水和白糖，煮沸后用淀粉勾芡均匀即可。

适应证与原理：本品适于气血不足者食用，常食还可延缓衰老。莲子补益心肾、清心降火；板栗补中气、调脾气、和胃气；银杏敛肺定喘、止带缩尿；苹果生津润肺除烦；香蕉润肠通便；蜜枣补中益气生津；橘饼清肺祛痰止咳。制成汤羹，则具有调补五脏、保健强身、养心益肾的功效。

❺ **莲子生姜粥**

材料：莲子 50g，生姜 30g，红糖 30g，粳米 100g。

制法：将粳米淘洗干净，莲子、生姜洗净，生姜切片备用。先在锅中放入莲子、粳米，加适量水熬煮半小时，再放入红糖、生姜熬煮 10 分钟即可。

适应证与原理：本品可缓解腹痛肠鸣、大便清稀如水样等寒湿所致腹泻的症状。莲子味甘涩，有收涩之性，甘可补脾，涩能止泻；生姜温中，能散中焦之寒；红糖温养胃气；粳米健运脾气。共制成粥，则具有补脾止泻的功效。

益智仁

——梦中流涎，益智能收

可能大多数人有过睡觉时流口水的情况，但是如果长期睡觉流口水，口水量过多，并且平时食欲不振，多属于中医学所说的脾肾阳虚所致。这类人群平素四肢寒冷，容易感觉疲倦，嘴里唾液量多，一旦遭受寒凉，就会恶心呕吐、腹痛腹泻。老年痴呆的患者，失去自理能力，由于脾肾功能失调，这些症状会更加明显，精神萎靡不振，不自觉地流口水。除了注意保暖及服用常规药物以外，可以从膳食方面进行调养。我们推荐益智仁。梦中流涎，益智能收。

益智仁为姜科植物益智的干燥成熟果实，盛产于海南、广东、广西。

益智仁是一味味辛、性温的收涩药，具有暖肾温脾、止泻摄唾的作用。对于常感腹中胀痛，且中医辨证属于脾肾阳虚者可以使用。益智仁还适用于老年痴呆的患者。益智仁在食疗方中可起到开胃摄唾的作用。

用法用量： 可用于煲汤、煨煮。建议用量 3～10g。

注意事项： 由于益智仁性温，有口干舌燥、两颧潮红、自汗盗汗、尿少色黄等阴虚火旺症状的患者忌用。

食·疗·妙·方

❶ 益智仁粥

材料：益智仁 15g，粳米 50g，盐适量。

制法：将粳米淘洗干净，益智仁洗净，一同放入锅中，加入适量水，武火煮沸后改文火熬煮至米熟，加入适量盐调味即可。

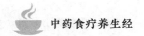

适应证与原理：益智仁暖肾温脾；粳米和中，能健脾气。两者合用，具有健脾补肾的功效。脾在液为涎，肾在液为唾，脾肾亏虚导致涎唾过多，故本品可以缓解涎唾量多而不止的症状。

❷ 益智仁蛋

材料：益智仁 10g，山药 10g，乌梅 10g，枸杞子 10g，鸡蛋 2 个。

制法：将益智仁、山药、乌梅、枸杞子、鸡蛋洗净，一同放入锅中，加适量水，煮熟后将鸡蛋去壳，改文火煮至药液全干，弃药渣吃蛋即可。

适应证与原理：本品适用于小儿，可用于小儿夜尿频多。益智仁补益兼有收涩之性，可暖肾缩尿；山药也可补肾收涩，治疗夜尿频多和遗尿；乌梅味酸，亦有收涩之性；枸杞子归肾经，可补肾气，益精血。四者共用，具有补肾缩尿的功效，且把有效成分存于蛋中，只需吃鸡蛋，不必吃中药就可达到治疗效果。

❸ 益智仁白术茯苓饮

材料：益智仁 15g，白术 10g，茯苓 20g。

制法：益智仁、白术、茯苓洗净，一同放入锅中，加适量水先武火煮沸，之后改文火熬煮 30 分钟即可。

适应证与原理：本品适用于脾胃虚寒所致腹泻、大便稀薄如水样。益智仁具有暖肾温脾的作用，可治疗脘腹冷痛、腹泻；白术甘苦、性温，可补虚燥湿，为补脾燥湿之要药，可治脾虚有湿之腹泻；茯苓健脾，可治脾虚诸证，对脾虚湿盛泄泻具有很好的治疗效果。三者共用，具有健脾温胃止泻的功效。

❹ 红参益智仁粉

材料：红参 30g，益智仁 100g。

制法：将红参、益智仁研磨成粉末，混匀即可。每日 1 ～ 2 次服用，每次 5g。

适应证与原理：益智仁温补脾肾，益气生髓，升举清气，供养脑髓；红参补五脏，安精神，止惊悸，除邪气，明目，开心益智。两者同用，具有补心健脾益肾、益脑生髓的功效。老年痴呆是心、脾、肾脏腑功能失调，尤其与肾密切相关，故服用本品可缓解老年痴呆的症状。